科学健身指导丛书

血脂异常人群健身指南

国家体育总局　编

人民体育出版社

序

  1995年6月20日,国务院颁布《全民健身计划纲要》,自此,我国的群众体育事业驶入了健康、快速的发展轨道,亲民、便民、利民的全民健身服务体系造福千家万户,广大人民群众以极大的热情投身全民健身行列,汇聚成汹涌澎湃的健身世纪潮。《纲要》实施十五年来,我国城乡居民的健身意识普遍增强,群众性体育健身活动广泛开展,国民体质状况逐步改善,具有中国特色的全民健身体系基本建成。特别是北京奥运会后,胡锦涛总书记提出了进一步推动我国由体育大国向体育强国迈进的宏伟目标,2009年国务院批准设立"全民健身日"并颁布施行《全民健身条例》,为进一步推进全民健身事业取得跨越式发展、努力建设体育强国奠定了基础。

  为统筹规划新时期全民健身事业的发展蓝图,今年2月,国务院印发了《全民健身计划(2011—2015年)》,就"十二五"时期加快发展全民健身事业,使广大人民群众充分享受体育健身带来的快乐,强健身心,提升幸福指数,促进人的全面发展,丰富群众的精神文化生活提出了一系列的方针政策和措施。新周期的《全民健身计划》明确将"深入开展全民健身宣传教育"作为重要工作措施之一,提出要通过"播发公益广告、宣传片、宣传画,出版科普图书、音像制品,普及知识,提高公民科学健身素养"。为落实这一措施,在有关部门的共同努力下,这套凝聚众多专家学者心血、旨在推动大众科学健身的《科学健身指导丛书》于今天面世了。

  实施全民健身计划,增强全民身体素质,是一项利国利民、功在当代、利在千秋的宏伟事业,工作千头万绪,手段多

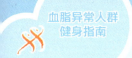

种多样,但归其根本,我们在倡导全民健身的过程中要牢牢把握两条原则:生命在于运动,运动要讲科学。

我们这里所指的运动,是人民群众日常生活中以增进身心健康为目的、以身体活动为主要手段的体育健身活动,也就是俗称的体育锻炼。从人体本身来讲,只有不断的运动,才能保持生命的活力,更好地创造物质和精神财富,推动人类社会不断向前发展。自古以来,人们就不断研究和探索体育锻炼对人自身发展的作用和意义,在奥林匹克运动的故乡希腊,奥林匹亚阿尔菲斯河岸的岩壁上至今还保留着古希腊人的一段格言:如果你想聪明,跑步吧!如果你想强壮,跑步吧!如果你想健康,跑步吧!中国早在黄帝时期,即以"角觚、击剑、射御、蹴鞠、捶丸等体育活动来训练青年,而唐尧、虞舜、夏、商、周亦以拳术、投壶、剑术、弓矢、击壤等体育活动来强健国人体魄。可以说,从古至今,人类社会关于体育锻炼对人的身体、精神乃至对整个社会所产生积极作用的论述可谓汗牛充栋,现代社会更是将体育锻炼的综合价值和多元功能发挥得淋漓尽致。因此,我们在推广全民健身计划过程中,首先要号召广大人民群众积极参与健身、享受健身乐趣,体会生命在于运动的真正意义之所在。

在强调运动对于强健人类体魄具有重要作用的同时,我们还必须注重科学运动的重要性。每个人的性别、年龄、身体条件不同,健身项目、时间、运动量等也要因人而异,如果不尊重科学、不因人因地制宜,则健身效果不但不好,甚至会给身体带来伤害。随着现代科学技术特别是生理学、生物力学、营养学、医学、社会学等的发展,人们对体育锻炼的机理、功能和价值有了更清晰、更科学的认识,把这些认识用浅显易懂的语言表达出来,用于指导群众的体育健身活动是全民健身计划实施过程中的一项重要工作。本套丛书以全国群众体育现状调查、国民体质监测和国民健身指导系统等体育科研成果为基础，从健身机能评价出发，传授运动健身知识，使读者能够自主制订健身计划、身体力行，主动参与运动，进而达到增强体质和健康水平的目的，使运动健身成为生活中不可或缺的一部分。

丛书采取图文并茂、通俗易懂的形式进行编写，以满足群众增加科学健身知识，提高科学健身理念的需求，具有较强的科普性、实用性和通俗性，重在指导，便于操作，适用于不同人群在运动健身中作为参考。希望本套丛书的出版能为广大体育健身爱好者提供切实可行的健身指导，吸引更多的群众加入到全民健身的行列，为增强全民族身体素质做出应有的贡献。

2011年8月8日

《科学健身指导丛书》编委会

领导小组

组　　长：冯建中

副组长：晓　敏

成　　员：盛志国、田野、涂晓东、刘国永、李维波

编委会

主　　任：田　野

副主任：江崇民　王　梅

编　　委：（按姓氏笔画排列）

马　云　王正珍　王　梅　田　野　史　勇

江崇民　邱　汝　陈佩杰　周琴璐　孟亚峥

黄光民　谢敏豪　蔡　睿

《血脂异常人群健身指南》编写人员名单

主　编

　　张培珍　北京体育大学

编　委

　　张培珍　北京体育大学

　　赵　晋　贵州省体育科学研究所

前 言

心血管疾病是世界上死亡率最高的疾病，被称为"第一杀手"。全世界心血管疾病的患病率为10%~30%，并有逐年增长的趋势。在中国，每死亡5人其中就有2人是死于心血管疾病。血脂异常是心血管疾病的主要原因，尤其是与冠心病的关系最为密切。如果血脂异常同时伴有腹部肥胖、高血压、高血糖（包括空腹或餐后血糖升高和糖尿病），即可称为代谢综合征，对健康的危害更大。由于血脂异常对人体的损害往往很隐蔽，因而又被称为"无声的杀手"。

血脂异常俗称"高血脂"，主要是指血液中总胆固醇和甘油三酯水平过高，和（或）高密度脂蛋白胆固醇水平过低。血脂异常的患病率高，分布广泛，而且随着生活水平的提高而逐渐升高，并呈现出年轻化的趋势。在发达国家，65岁以上的老年人中，有1/3的男性和1/2的女性患有血脂异常。中国人血脂的平均水平低于发达国家，但升高幅度却很惊人。根据卫生部2002年"中国居民营养与健康状况调查"的结果，目前中国成年人血脂异常人群高达1.6亿，中国成年人血脂异常患病率为18.6%。其中，成年男性的血脂异常患病率为22.2%，成年女性为15.9%；城市人群的血脂异常患病率为21.0%，农村人群为17.7%。因此，预防和控制血脂异常具有重要的意义。

"生命在于运动"，科学的运动有益于健康。科学的运动不仅可以增进健康、延缓衰老，同时也具有防治疾病的作用。运动疗法不仅可以用于血脂异常的预防，而且是治疗血脂异常的有效手段，并且具有实施得当既安全又无不良副作用的优点。但是，如何运动才能够降血脂？运动时采用何种运动方式？运动强度、运动频率在什么范围能够有效降血脂？这一连串的问题可能会使你晕头转向。别着慌，本书将成为你的良师益友。本书以血脂异常人群的运动健身为主线，系统介绍了血脂异常的基础知识和血脂异常人群如何进行运动健身。第一章简要介绍了血脂异常的患病情况及其对健康的危害，第二章介绍了血脂异常的概念、分类、原因等知识。血脂异常的运动健身分三章重点介绍，第三章首先介绍了运动对血脂代谢的改善，第四章阐述了如何制订降血脂的目标，第五章介绍了降血脂健身计划的制订和实施。血脂异常人群在进行运动健身的同时，如能配合饮食治疗，将取得更好的血脂改善效果。因而第六章介绍了有利于降血脂的膳食计划的制订。

  本书由北京体育大学张培珍副教授担任主编并负责统稿全书。其中张培珍副教授编写第一章、第二章、第三章、第五章和第六章，贵州省体育科学研究所赵晋研究员编写第四章。国家体育总局体育科学所田野教授、江崇民研究员、王梅研究员，北京市体育科学研究所周琴璐研究员对本书的撰写提出了许多宝贵的建议，在此表示衷心的感谢。本书在编写过程中参考了许多相关的书籍，在此特别向原作者一并表示感谢。

  本书在撰写上突出系统性、科学性、实用性，内容深入浅出、通俗易懂，是血脂异常人群的运动健身指南，以便能有效控制血脂异常，防治与血脂异常相关的心血管疾病；同时可以用于指导一般人群为预防血脂异常而进行的运动健身；也是运动医学领域的工作者和学生重要的参考书。书中如有不妥之处，敬请指正，以便再版修正。

张培珍

2011年8月

目 录

第一章　血脂异常与健康 …………………………………（ 1 ）

　第一节　中国血脂异常的患病情况………………………（ 2 ）
　第二节　血脂异常对健康的危害…………………………（ 4 ）
　　一、血脂异常可引发哪些疾病……………………………（ 5 ）
　　二、不同血脂指标异常对健康的危害……………………（ 18 ）

第二章　什么是血脂异常 …………………………………（ 25 ）

　第一节　认识血脂…………………………………………（ 26 ）
　　一、什么是脂类……………………………………………（ 26 ）
　　二、什么是血脂……………………………………………（ 27 ）
　　三、什么是胆固醇…………………………………………（ 27 ）
　　四、什么是甘油三酯………………………………………（ 28 ）
　　五、血脂从何而来…………………………………………（ 30 ）
　　六、血脂在血液中以什么形式存在………………………（ 30 ）
　　七、你知道脂蛋白的分类与功能吗………………………（ 31 ）
　　八、"好脂蛋白"与"坏脂蛋白"…………………………（ 34 ）
　　九、你知道血脂检测及其意义吗…………………………（ 35 ）
　第二节　认识血脂异常……………………………………（ 37 ）
　　一、什么是血脂异常………………………………………（ 37 ）
　　二、如何知道是否患有血脂异常…………………………（ 38 ）
　　三、血脂异常的诊断标准是什么…………………………（ 39 ）
　　四、血脂异常的分类………………………………………（ 40 ）
　第三节　血脂异常的原因…………………………………（ 42 ）
　　一、遗传因素………………………………………………（ 44 ）
　　二、饮食因素………………………………………………（ 44 ）
　　三、久坐少动………………………………………………（ 48 ）
　　四、体重增加………………………………………………（ 49 ）

五、年龄 …………………………………………………… (51)
　　六、性别 …………………………………………………… (51)
　　七、吸烟过多 ……………………………………………… (52)
　　八、饮酒过量 ……………………………………………… (53)

第三章　运动改善血脂代谢 ………………………………… (54)

第一节　耐力性运动对血脂的改善 ……………………………… (55)
　　一、走跑运动对血脂的改善 ……………………………… (56)
　　二、自行车运动对血脂的改善 …………………………… (60)
　　三、组合运动对血脂的改善 ……………………………… (61)
第二节　耐力性运动如何能够改善血脂 ………………………… (62)
　　一、耐力性运动为什么能降低血液甘油三酯 …………… (62)
　　二、耐力性运动为什么能升高血液高密度脂蛋白胆固醇 … (63)
　　三、耐力性运动为什么能降低血液低密度脂蛋白胆固醇 … (64)

第四章　制订降血脂的目标 ………………………………… (66)

第一节　血脂异常筛选的适宜年龄 ……………………………… (67)
第二节　血脂异常人群的危险评估 ……………………………… (68)
　　一、用于评估心血管疾病"综合危险"
　　　　的危险因素有哪些 …………………………………… (68)
　　二、血脂异常人群的危险分层 …………………………… (73)
第三节　降血脂的目标值 ………………………………………… (74)
　　一、低危险性人群的降脂目标是什么 …………………… (75)
　　二、中等危险性人群的降脂目标是什么 ………………… (76)
　　三、高危险性人群的降脂目标是什么 …………………… (77)
　　四、极高危险性人群的降脂目标是什么 ………………… (78)
第四节　哪些人群易患血脂异常 ………………………………… (79)
　　一、有血脂异常家族史的人 ……………………………… (79)
　　二、肥胖人群 ……………………………………………… (80)
　　三、中老年人 ……………………………………………… (81)
　　四、35岁以上长期食用高脂、高糖膳食的人 …………… (81)
　　五、绝经后妇女 …………………………………………… (81)
　　六、长期吸烟、酗酒的人 ………………………………… (81)

七、久坐少动的人 …………………………………（ 81 ）
　　八、患有高血压、糖尿病、脂肪肝等肝肾疾病的人 ……（ 82 ）
　　九、长期服用β-受体阻滞剂、糖皮质激素、
　　　　利尿剂等药物的人 ……………………………（ 83 ）
　　十、情绪易激动、精神长期处于紧张状态的人 ………（ 83 ）

第五章　降血脂的健身计划与方法 ………………（ 84 ）

　第一节　降血脂健身计划应由哪几部分组成 ………（ 85 ）
　　一、什么是运动方式 ……………………………（ 85 ）
　　二、什么是运动强度 ……………………………（ 86 ）
　　三、什么是运动持续时间 ………………………（ 86 ）
　　四、什么是运动频率 ……………………………（ 87 ）
　第二节　运动健身前应进行哪些测试与评价 ………（ 87 ）
　　一、体力活动准备问卷 …………………………（ 88 ）
　　二、一般情况调查 ………………………………（ 89 ）
　　三、安静心血管机能测试 ………………………（ 91 ）
　　四、血液指标测试 ………………………………（ 92 ）
　　五、体成分测试 …………………………………（ 92 ）
　　六、运动负荷试验 ………………………………（ 93 ）
　第三节　运动方式 ……………………………………（ 94 ）
　　一、哪些运动方式可以改善心血管功能 ………（ 94 ）
　　二、血脂异常人群如何选择运动方式 …………（ 96 ）
　第四节　运动强度 ……………………………………（ 99 ）
　　一、如何评定运动强度的大小 …………………（ 99 ）
　　二、降血脂健身时如何确定运动强度 …………（ 103 ）
　　三、降血脂健身运动中如何控制运动强度 ……（ 107 ）
　第五节　运动持续时间 ………………………………（ 109 ）
　　一、运动持续时间多长合适 ……………………（ 109 ）
　　二、不要忘记准备活动和整理活动 ……………（ 110 ）
　第六节　运动频率 ……………………………………（ 111 ）
　第七节　降血脂健身时有哪些注意事项 ……………（ 112 ）
　第八节　降血脂运动健身的适应证与禁忌证 ………（ 117 ）
　　一、降血脂运动健身的适应证有哪些 …………（ 117 ）

二、降血脂运动健身的禁忌证有哪些 …………………（118）
　第九节　降血脂运动健身举例 ……………………………（120）
　第十节　血脂异常合并其他疾病时的运动健身 …………（125）
　　一、血脂异常合并高血压时如何运动健身 ………………（125）
　　二、血脂异常合并糖尿病时如何运动健身 ………………（130）
　　三、血脂异常合并肥胖时如何运动健身 …………………（134）

第六章　制订有利于降血脂的膳食计划 …………（141）

　第一节　血脂异常人群的膳食评价 ………………………（142）
　　一、如何判断是否具有健康的生活方式 …………………（142）
　　二、如何进行血脂异常人群的膳食评价 …………………（142）
　第二节　血脂异常人群的膳食治疗 ………………………（143）
　　一、控制热量的摄入 ………………………………………（145）
　　二、减少胆固醇和饱和脂肪酸的摄入 ……………………（146）
　　三、多吃粗粮少吃甜食 ……………………………………（149）
　　四、多吃鱼少吃肉、蛋 ……………………………………（151）
　　五、多吃植物油少吃动物油 ………………………………（154）
　　六、多吃大豆及其制品 ……………………………………（158）
　　七、选择低脂奶或脱脂奶 …………………………………（159）
　　八、多吃新鲜蔬菜水果 ……………………………………（159）
　　九、限制饮酒和戒烟 ………………………………………（161）
　　十、严格控制零食 …………………………………………（162）
　　十一、改变烹调方式 ………………………………………（162）
　　十二、少去餐馆就餐 ………………………………………（164）
　第三节　具有降血脂作用的食物 …………………………（165）
　第四节　哪些食物富含胆固醇 ……………………………（166）
　　一、低胆固醇食物 …………………………………………（166）
　　二、中等量胆固醇食物 ……………………………………（166）
　　三、高胆固醇食物 …………………………………………（166）

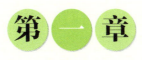

血脂异常与健康

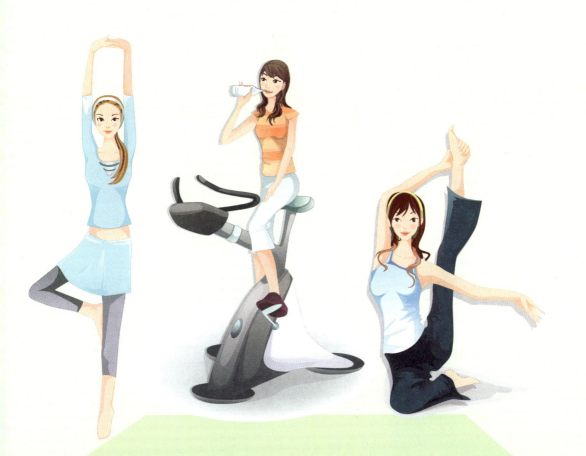

第一节 中国血脂异常的患病情况

小知识

你知道什么是血脂异常吗？

☆"血脂异常"就是俗称的"高血脂"，主要是指血液中总胆固醇和甘油三酯水平过高，和（或）血液中高密度脂蛋白胆固醇水平过低。

血脂异常是心血管疾病的主要原因，它参与心血管动脉粥样硬化的发生、发展及病变恶化的全过程，尤其是与冠心病的发生、发展密切相关，是代谢综合征的组成成分之一。

血脂异常的患病率极高，分布广泛，并且随着生活水平的提高而逐渐升高。中国人血脂的平均水平低于发达国家，但升高幅度却很惊人。

在发达国家，65岁以上的老年人中，有1/3的男性和1/2的女性患有血脂异常，见图1-1。在美国约有50%的成年人的血脂水平不理想，严重威胁着健康。

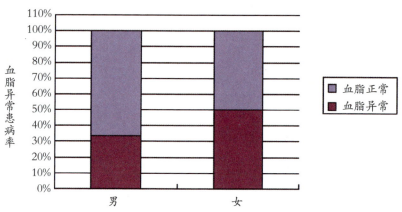

图1-1　发达国家65岁以上老年人的血脂异常患病情况

对衰老过程中血脂变化规律进行的研究显示,在北京市50~99岁的中老年人中,以50~59岁和60~69岁两个年龄段的血脂异常检出率较高。见图1-2。

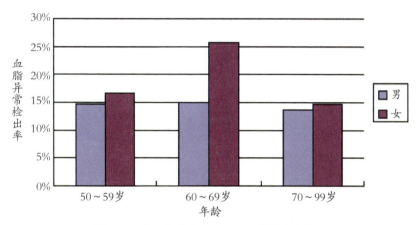

图1-2 北京市中老年人血脂异常的患病情况

根据卫生部2002年"中国居民营养与健康状况调查"的结果,目前中国成年人(≥18岁)血脂异常患病率为18.6%,成年人血脂异常人群约有1.6亿。其中,成年男性的血脂异常患病率为22.2%,成年女性为15.9%(图1-3);18~44岁、45~59岁和60岁及以上人群的血脂异常患病率分别为17.0%、22.9%和23.4%(图1-4)。城市人群的血脂异常患病率为21.0%,农村人群为17.7%。近年来随着膳食结构和生活方式的变化,中国居民血脂异常的发病率呈增加趋势,因而现今的血脂异常患病率可能会高于上述数值。

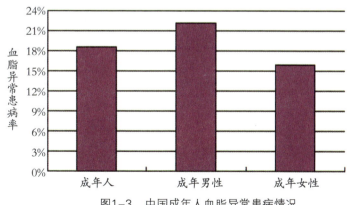

图1-3 中国成年人血脂异常患病情况

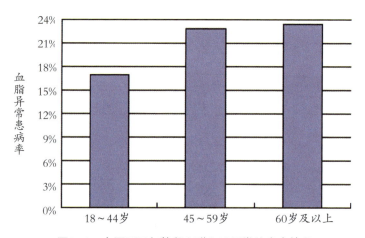

图1-4 中国不同年龄段人群血脂异常的患病情况

根据对2万多名北京市居民的调查,2004年北京市卫生局公布了北京市市民主要生活方式疾病的患病情况的调查结果。北京市市民主要生活方式疾病中,以血脂异常的患病率最高,其他疾病按患病人数多少排列依次为:高血压、肥胖症、糖尿病、冠心病、脑卒中、肿瘤、慢性阻塞性肺疾患等,患病人群仍以60岁以上老年人居多。

由此可见,血脂异常无论在国外还是国内,都具有相当高的患病率。因此,采取合适的手段改善血脂异常,防治与血脂异常相关的心血管疾病,提高生命质量,已成为刻不容缓的问题。

第二节 血脂异常对健康的危害

众所周知,心血管疾病是目前世界上死亡率最高的疾病,被称为"第一杀手"。流行病学调查表明,全世界心血管疾病的平均患病率为10%~30%,并有逐年增长的趋势。在我国,每5个死亡的人中就有2人是死于心血管疾病。

血脂异常是心血管疾病发生的主要原因。在血脂异常与心血管疾病的关系中,与冠心病的关系最为密切。动脉粥样硬化是冠心病发病的主要病理基础,而血脂异常则是引起动脉粥样硬化和冠心病最重要的原因。

一、血脂异常可引发哪些疾病

血脂异常属于代谢性疾病,它对人体的危害主要集中在心血管系统。

血脂异常可引起以下疾病

- ★ 动脉粥样硬化
- ★ 冠心病
- ★ 脑梗塞
- ★ 脂肪肝
- ★ 闭塞性周围动脉粥样硬化
- ★ 其他:胰腺炎、胆结石、动脉瘤等

(一)动脉粥样硬化

小知识

动脉硬化和动脉粥样硬化是一回事吗?

☆ 动脉硬化和动脉粥样硬化是两个概念。

☆ 动脉硬化是发生于动脉的一种病变,结果是导致动脉管壁增厚、变硬,失去弹性,管腔变小。

☆ 动脉硬化可以分为小动脉硬化、动脉中层硬化、动脉粥样硬化三种。因此,动脉粥样硬化只是动脉硬化的一种。其中,与血脂异常相关的主要是动脉粥样硬化。

☆ 动脉硬化是随着年龄的增长而出现的一种血管疾病,是血管老化的一种表现。

☆ 血脂异常、高血压、糖尿病、吸烟、缺少运动、肥胖、压力过大等是动脉硬化的常见原因。

血脂异常是引起动脉粥样硬化的首要原因。血脂虽然是人体内必需的物质,但是它的量如果超过一定的范围,血液内过多的脂类就会逐渐沉积在动脉血管壁内形成斑块,由于斑块外观呈黄色粥状(图1-5),因此称为动脉粥样硬化。这些斑块因凸向血管腔内并日益增大而使得动脉血管管腔逐渐变得狭窄,甚至堵塞,因而血液在血管内的流动受到影响。

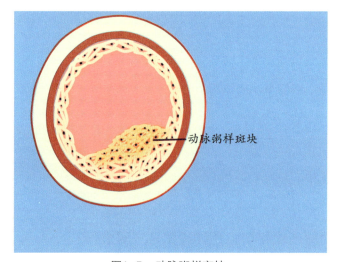

图1-5 动脉粥样斑块

动脉粥样硬化的可怕之处,就在于它多发生于冠状动脉、脑动脉、肾动脉等部位,从而导致心脏、大脑或肾脏等器官缺血,引发相应的病变。冠状动脉负责心脏的血液供应,如果冠状动脉因为粥样硬化而管腔狭窄或堵塞(图1-6),那么血液供给不足的心脏就会因缺血、缺氧而发生心绞痛、心肌梗死等疾病。如果脑动脉因为粥样硬化而管腔狭窄或堵塞,就会发生脑梗塞。大脑细胞一旦缺血、缺氧,功能就会下降,如果缺血、缺氧的状态持续4分钟,脑细胞就会发生不可逆性坏死。

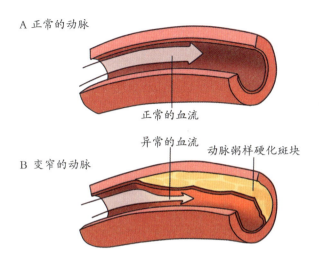

图1-6 动脉粥样硬化导致动脉管腔变窄

小知识

动脉粥样硬化的危害

☆ 血脂异常人群往往在他们毫无任何自觉症状的情况下，就发生了动脉粥样硬化。动脉粥样硬化发生的部位不同，所引发的疾病也不同。

☆ 动脉粥样硬化如果发生在心脏的冠状动脉，很容易引发冠心病。

☆ 大脑内的血管如果发生了动脉粥样硬化，很可能会造成脑梗塞。

☆ 胸腔或腹部的大动脉会因动脉粥样硬化而形成动脉瘤，动脉瘤一旦破裂，就会因大量失血而危及生命。

☆ 肾脏如果发生了动脉粥样硬化，会引起高血压和肾脏萎缩，严重时会导致尿毒症。

☆ 动脉粥样硬化如果发生在下肢，就是闭塞性周围动脉粥样硬化，典型的症状是间歇性跛行，严重时会导致组织坏死。

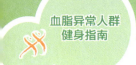

> **小知识**
>
> **动脉硬化指数帮助你判断动脉硬化的程度**
>
> ☆ 动脉硬化指数是一个衡量人体动脉硬化程度的指标。计算公式如下:
>
> 动脉硬化指数=(总胆固醇值—高密度脂蛋白胆固醇值)÷高密度脂蛋白胆固醇值
>
> ☆ 由这一公式计算出来的数值就被称为动脉硬化指数。它的高低可以反映发生心血管疾病的危险性。
>
> 得分<4.0,反映动脉硬化的程度不严重或在减轻,数值越小,动脉硬化的程度就越轻,发生心血管疾病的危险性就越低。
>
> 得分≥4.0,说明已经发生了动脉硬化,数值越大,动脉硬化的程度就越重,发生心血管疾病的危险性就越高。
>
> ☆ 例如,测得某人的血液总胆固醇为4.8mmol/L,高密度脂蛋白胆固醇为1.2mmol/L,则动脉硬化指数计算如下:
>
> 动脉硬化指数=(4.8—1.2)÷1.2=3.0
>
> ☆ 要想把动脉硬化指数降下来,有两种方法:一是降低血液总胆固醇;二是升高高密度脂蛋白胆固醇。运动是解决这一问题的重要手段。

(二)冠心病

冠状动脉是负责向心脏供应血液的动脉,一旦冠状动脉的血流不通畅,就会造成心肌细胞缺血缺氧而引发心脏病。在身体活动时,四肢等运动的肌肉需要更多的血液和营养物质供应。为了满足运动肌肉的需求,心脏的收缩速度就会加快。这时,由冠状动脉输送给心脏的血液和营养物质就变得十分重要。如果冠状动脉变得狭窄,供应心肌细胞的血流量和营养物质也相应减少,心肌细胞就会因缺血缺氧而引起心脏病发作。

如果冠状动脉发生了粥样硬化,即为冠心病。心绞痛和心肌梗死是冠心病的两种常见的类型,大多发生于40岁以上的中老年人。

1. 心绞痛

由于动脉粥样硬化,冠状动脉的管腔变得狭窄,血流量减少,心脏就不能得到充分的血液供应,在上楼梯、上坡、运动时,或是在寒冷、情绪激动等因素的刺激下,心脏跳动速度加快,需要更多的血液供应,这时心脏供血不足的情况就会变得更加明显,引起心肌细胞暂时性的缺血缺氧,常会出现胸痛的症状,称为心绞痛。

心绞痛发作时,由于冠状动脉狭窄,心脏尽管供血不足,但血液仍然可以流动,因此发作时间一般较短,胸痛大约在3~5分钟内消失,休息或舌下含服硝酸甘油后胸痛可以缓解(图1-7)。

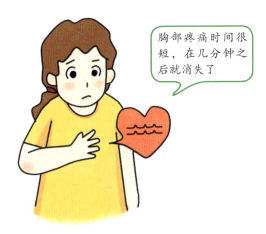

图1-7 心绞痛

> **小知识**
>
> **心绞痛与心肌梗死有何区别?**
>
> ☆ 心绞痛和心肌梗死是冠心病的两种常见的类型,心绞痛可以发展为心肌梗死。
>
> ☆ 心绞痛时,冠状动脉只是变窄了,心脏虽然得不到足够的血液供应,但并不是完全没有血液供应。
>
> ☆ 心肌梗死则是冠状动脉完全堵塞了的状态,由此导致部分心肌细胞完全没有血液供应。因此心肌梗死是比心绞痛更为严重的一种疾病。

2. 心肌梗死

劳累、情绪过分激动、摄取过多的富含脂肪的食物等因素可促使冠状动脉内的粥样斑块突然破裂，继而引起出血和血栓形成，这种叫做"血栓"的血液凝块会在突然间将已经变得狭窄的血管完全堵塞，结果使冠状动脉管腔完全堵死，这时血液就完全无法流动了，由此造成部分心肌血液供应完全中断，失去血液供应的心肌就会由于缺血、缺氧而发生坏死，即为心肌梗死。严重时可造成心脏停止跳动，导致死亡。

心肌梗死发作时，表现为胸部突然出现的持续而剧烈的疼痛，脸色变得苍白，这种疼痛相当剧烈，让人觉得无法忍受，甚至会有自己是不是要死掉了的恐惧感（图1-8）。心肌梗死发作时间一般较长，可持续几小时甚至更长，休息和舌下含服硝酸甘油不能使胸痛缓解。心肌梗死发作在运动时可以出现，但更多发生于清晨安静状态。

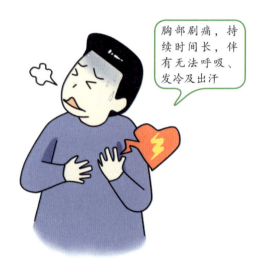

图1-8 心肌梗死

不论是心绞痛还是心肌梗死，冠状动脉中由于血脂升高导致脂类堆积而引起的动脉粥样硬化都是重要原因。

冠心病时冠状动脉的变化

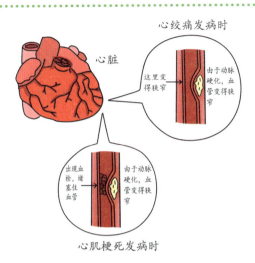

(三) 脑梗塞

脑梗塞是大脑的血管狭窄或闭塞而导致大脑的血液供应障碍，导致相应区域的脑组织由于缺血、缺氧而出现脑组织坏死或软化，常见脑血栓和脑栓塞两种类型。脑梗塞属于缺血性脑血管疾病，缺血性脑血管疾病是导致人类死亡的三大主要疾病之一，仅次于心脏病及癌症，具有发病率高、致残率高、死亡率高的特点。

脑血栓是由于脑动脉粥样硬化，在局部血流缓慢、血管内皮损伤、血液黏稠度升高等情况下形成了血栓，导致脑动脉狭窄或闭塞，从而阻断了脑血流（图1-9）。脑血栓大多发生于55岁以上的中老年人。

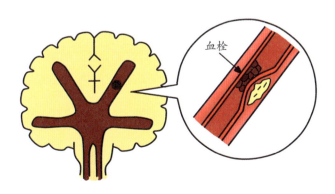

图1-9 脑血栓

脑栓塞是由于大脑以外的其他部位产生的栓子，如脂肪、血凝块、血栓、气体等栓子，随着血液的流动而进入大脑，最终阻塞了脑血管，阻断了脑血流。栓子的来源以心源性为多见。脑栓塞大多发生于20~40岁的青年人。

与脑出血相比，脑梗塞的病死率稍低一些，但是如果处理或治疗过迟的话，很容易留下语言功能障碍、一侧身体麻痹等后遗症。

不论是脑血栓还是脑栓塞，动脉中由于血脂升高导致脂类堆积而引起的动脉粥样硬化形成的血栓都是重要原因。

（四）脂肪肝

正常肝细胞中含有脂类，脂肪肝是由于肝细胞内脂类堆积过多而形成的病变。正常情况下，成年人肝脏的重量约为1500克，其中脂类占肝重的3%~4%，包括甘油三酯、磷脂、胆固醇等。肝内脂类含量超过肝重的5%即为脂肪肝（图1-10）。肝内脂类含量占肝重的5%~10%为轻度脂肪肝，10%~25%为中度脂肪肝，25%~50%为重度脂肪肝。

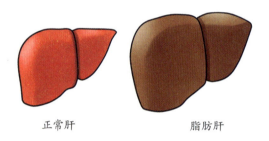

图1-10 脂肪肝

临床检查时，1/3以上的肝脏细胞都堆积了脂类的状态就称为脂肪肝，肝脏细胞脂类堆积比例在1/3~1/2之间为轻度脂肪肝，1/2~2/3为中度脂肪肝；2/3以上者为重度脂肪肝。

导致脂肪肝发生的脂类主要是甘油三酯。通过食物摄入体内的甘油三酯和肝脏合成的甘油三酯，以脂蛋白的形式溶解于血液中，向身体的各个器官运送。负责运送甘油三酯的脂蛋白主要是乳糜微粒和极低密度脂蛋白。由于肝脏内没有储存空间来储存甘油三酯，所以甘油三酯一合成就与载脂蛋白结合成脂蛋白（主要是极低密度脂蛋白），释放入血，运送到身体的各个器官。如果血液中甘油三酯的含量过多，导致甘油三酯的合成与运输之间的平衡被破坏，造成大量的甘油三酯堆积在肝脏细胞内，逐渐越积累越多，就发展为脂肪肝。

小知识

甘油三酯与脂肪肝

☆ 人体内甘油三酯的合成主要在三个部位进行，即肝脏、脂肪组织和小肠。其中，肝脏的合成能力是最强的。

☆ 肝脏虽然是合成甘油三酯的主要部位，但是，肝脏的特点是不能储存甘油三酯。所以，甘油三酯在肝脏合成后立即分泌进入血液。

☆ 如果肝脏合成的甘油三酯不能完全进入血液，那么甘油三酯就会沉积在肝细胞中，当甘油三酯在肝细胞中堆积到一定量时，就形成了脂肪肝。

像大多数肝脏疾病一样，脂肪肝并没有什么自觉症状，一般要通过体检才能发现，血液化验检查、B超检查都是帮助发现脂肪肝的检查手段。一部分人会有轻度的食欲减退、腹胀等不适感。由于肝脏堆积了太多的脂肪，肝脏的体积就会变大，有时在触摸腹部时就能摸到体积增大了的肝脏。

脂肪肝会导致肝脏功能的下降，如果任其发展，就会演变为肝硬化，导致肝功能损害，严重时有死亡的危险。因此，一旦被诊断为脂肪肝，就应该立即开始治疗。

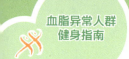

小知识

脂肪肝的原因

☆ 营养过剩"吃"出脂肪肝：甘油三酯的一个重要来源是食物中的动物性脂肪（外源性的甘油三酯），但需要注意的是来源于主食的糖类摄入过多、热量摄入过多也可以导致内源性的甘油三酯合成增加，造成甘油三酯堆积在肝细胞内，形成脂肪肝。

☆ 饮酒过量"喝"出脂肪肝：酒精摄入过多不仅可以促进内源性甘油三酯的合成增加，而且还将使甘油三酯的分解速度减慢，造成甘油三酯堆积在肝细胞内，形成脂肪肝。由饮酒过多导致的脂肪肝又被称为酒精性脂肪肝。

☆ 营养不良"饿"出脂肪肝：人们往往关注动物性脂肪摄入过多和饮酒过多对肝脏的影响，从而忽略了营养不良对肝脏的影响。长期节食减肥或长期饥饿导致蛋白质缺乏，严重影响了载脂蛋白的合成，从而使肝脏合成的甘油三酯无法运送到身体的各个器官，大量甘油三酯堆积在肝细胞内，形成脂肪肝。

小知识

脂肪肝的治疗

☆ 脂肪肝治疗的基本原则是去除致病原因。如果是饮食过度引起的，那么主要措施就是控制动物性脂肪的摄入量，控制主食的摄入量，少吃甜食及糖制品，控制食物的热量；如果是饮酒过多引起的，那么主要措施是戒酒；如果是营养不良引起的，那么主要措施是增加蛋白质营养，多吃瘦肉（如瘦猪肉、瘦牛肉）、鱼肉、鸡肉等高蛋白食物。

☆ 除了去除致病原因外，适当运动是治疗脂肪肝的另一重要措施。可以根据身体情况采用快走或慢跑，每次运动30～60分钟，每天运动1次，每周运动3～5天。

（五）闭塞性周围动脉粥样硬化

冠心病是供应心脏血液的冠状动脉发生了粥样硬化。其实血脂升高后，任何动脉都有发生动脉粥样硬化的可能。如果上肢或下肢的大、中动脉发生了粥样硬化，我们就把它称为闭塞性周围动脉粥样硬化。

由于动脉粥样硬化导致上肢或下肢的大、中动脉管腔狭窄，运送到手或脚的血液异常减少，因而会出现各种各样的缺血性症状。严重时上肢或下肢动脉血管完全堵塞，造成局部血流中断，由于缺乏血液、氧气、营养物质的供应，局部的组织细胞就会发生坏死。发展到这一步时，发生坏死的部位就必须进行截肢。

闭塞性周围动脉粥样硬化虽然可以发生于上肢或下肢的动脉，但以下肢更为多见。在动脉粥样硬化较轻时，由于足部的血流减少，足部会发冷或出现麻木感。随着动脉粥样硬化的发展，下肢由于无法得到充分的血液供应而缺血、缺氧，出现一种"间歇性跛行"的典型症状，表现为走一段距离后出现小腿肚疼痛或无力感，休息几分钟就可以缓解，又可以行走了。这种典型的"行走－疼痛－休息－缓解"的现象反复出现，每次能行走的距离大致相等。如果动脉粥样硬化继续发展，下肢动脉严重狭窄甚至堵塞，这时下肢即使静止不活动也会出现疼痛，称为静息痛，多见于夜间睡觉时，此时如坐起将腿下垂或站立可以使疼痛缓解。这些症状都与神经痛很相似，因此常常被忽视。动脉粥样硬化更严重时，即使腿下垂或站立疼痛也不能缓解，行走能力丧失。

预防闭塞性周围动脉粥样硬化的关键，就是预防和控制血脂异常。一旦发现血脂高于正常，就要立即调整饮食和生活方式，增加运动。

（六）其他

1. 胰腺炎

胰腺位于胃的后下方，是人体内一个非常重要的分泌器官。胰腺一方面可以分泌胰液，内含各种消化酶，具有消化糖类、蛋白质和脂肪的功能；另一方面可以分泌胰岛素和胰高血糖素等与糖类代谢有关的激素，具有调节血糖的作用。胰腺的这些功能都与饮食有着密切的关系。因此，饮食过量很容易导致胰腺负担加重。

当人暴饮暴食，吃了许多富含脂类的食物后，人体内需要处理的胆固醇、甘油三酯等脂类的量迅速增加，刺激胰液和胆汁分泌增多，同时由于大量食物在短时间内进入十二指肠，引起奥狄括约肌痉挛，导致胰液和胆汁流入十二指肠的通道不畅，引发胰腺炎。

胰腺炎的发生与胰腺内一种叫做胰蛋白酶原的物质被激活有关，这一结果使得无活性的胰蛋白酶原转变成有活性的胰蛋白酶，胰蛋白酶对胰腺的自身组织进行消化，引起的疾病即为胰腺炎。

胰腺炎急性发作多见于中年男性，在暴饮暴食后突然出现上腹部剧烈疼痛、恶心、呕吐、发热等症状。化验检查时发现血液和尿液中淀粉酶含量明显升高。

2. 胆结石

胆结石是在胆囊或胆管中形成的结石。胆结石主要见于成年人，常见于女性，具有"重女轻男"的特点，尤其是有过生育经历和服用避孕药的女性常见，生育次数多的妇女更容易患胆结石。胆结石的形成与不良的饮食习惯和生活方式关系密切，饮食过量和久坐少动是常见的原因。

胆结石按照组成成分的不同可以分为三类：胆固醇结石、胆色素结石和混合性结石。饮食习惯中，喜欢摄入高脂肪、高蛋白质或高糖膳食的人，胆固醇结石的发病率较高。

小知识

胆汁的成分

☆ 胆汁的成分主要是水，其他成分主要有胆汁酸、胆固醇、卵磷脂、胆色素、脂肪酸、氨基酸等。

胆汁中的胆固醇主要是由肝细胞合成的，直接来源于食物的胆固醇只占一小部分。水分是胆汁的主要成分，而胆固醇本身是无法溶于水的，它主要靠胆汁酸和卵磷脂的帮助，才能完全溶解在胆汁中。但是，胆汁酸和卵磷脂溶解胆固醇的能力是有一定限度的，也就是说，一定量的胆汁酸和卵磷脂只能使某一定量的胆固醇溶解。如果胆汁中的胆固醇含量超过了胆汁酸和卵磷脂溶解胆固醇的能力，胆汁中的部分胆固醇就不能溶解在胆汁中，就会沉淀析出。因此，胆固醇结石的形成，主要是由于肝细胞合成的胆固醇过多，导致胆汁中的胆固醇、胆汁酸以及卵磷脂等成分的比例失调，过多的胆固醇在胆汁中蛋白质的促进下沉淀析出，结晶而形成胆固醇结石。

胆结石位于胆囊中时，一般不会有任何症状，有些甚至终生都没有症状，被称为静止性结石。当一餐吃得太饱、吃了较多的油腻食物后胆囊收缩排出胆汁，或者是由于睡眠时体位的改变，导致结石位置移动，要被从胆囊中挤出来，就会引发胆绞痛，表现为上腹部或右上腹部的阵发性疼痛，而且疼痛具有放射性，因而右侧肩部和背部也会出现疼痛，大多数情况下还同时出现恶心、呕吐等症状。B超检查可以帮助确诊。

3. 动脉瘤

由于动脉血管壁局部病变，导致维持动脉功能的弹力纤维变脆和破坏，动脉血管壁局部结构破坏和变薄，在血流压力的冲击下，动脉局部变薄的部分逐渐向外膨出（为永久性的膨出）扩张，形成动脉瘤（图1-11）。这种状况常常发生在胸部或腹部的大动脉、颈动脉、脑动脉。

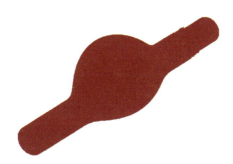

图1-11 动脉瘤

由血脂异常引起的动脉粥样硬化是动脉瘤的重要原因，由于脂类在动脉血管壁内沉积，形成粥样硬化斑块，使动脉血管壁结构破坏，失去弹性，局部动脉壁变薄，在血流压力的作用下逐渐扩张而形成动脉瘤。常见于40岁以上的中老年人。

动脉瘤较小的时候并没有什么症状，变大后由于压迫周围的神经、静脉、组织器官而出现各种各样的症状。如颈动脉瘤压迫周围神经会出现声音嘶哑，压迫气管会出现呼吸困难，压迫食管则会出现吞咽困难。

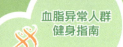

动脉瘤最大的危险在于它会在血流压力的作用下不断扩张、不断增大，最终会突然破裂，由于大量的失血而迅速导致死亡。因此，一旦发现动脉瘤应该尽早进行手术治疗。

二、不同血脂指标异常对健康的危害

（一）总胆固醇变化对健康的影响

1. 总胆固醇升高的危害

血液总胆固醇水平增高最主要的危害是引起动脉粥样硬化和冠心病。升高的血液总胆固醇可以独立引起冠心病的发生。血液总胆固醇水平越高，动脉粥样硬化和冠心病的危险性就越大。

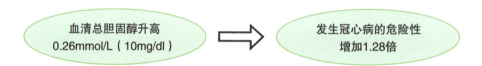

随着血清总胆固醇水平升高，冠心病的发病率增加。血清总胆固醇水平低于5.18mmol/L（200mg/dl）的人，男性冠心病的发病率为6%，女性为3%。而当血清总胆固醇水平升高到6.83mmol/L（264mg/dl）时，男性冠心病的发病率增加到了25%，女性则增加到了10%（图1-12）。

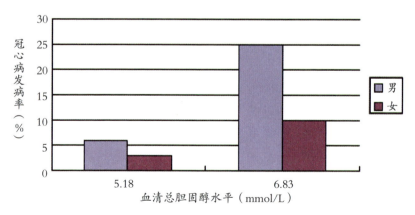

图1-12　血清总胆固醇水平与冠心病发病率

研究发现，当血清总胆固醇浓度达到4.65mmol/L（180mg/dl）时，随总胆固醇水平升高，冠心病的危险性和死亡率也相应增加。总胆固醇高于6.22mmol/L（240mg/dl）的人，冠心病死亡率是总胆固醇低于4.65mmol/L（180mg/dl）的人的3倍，是总胆固醇低于5.18mmol/L（200mg/dl）的人的2倍；总胆固醇高于6.72mmol/L（260mg/dl）的人冠心病死亡率是总胆固醇低于4.65mmol/L（180mg/dl）的人的4倍，是总胆固醇水平低于5.18mmol/L（200mg/dl）的人的3倍（图1-13）。

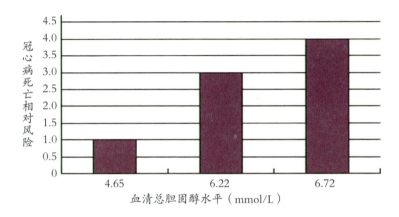

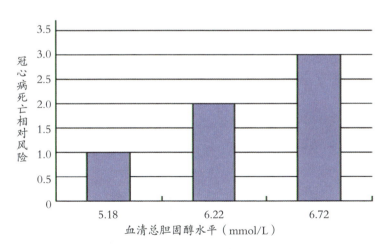

图1-13　血清总胆固醇水平与冠心病死亡风险

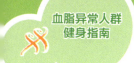

2. 总胆固醇降低的益处

将升高的血清总胆固醇降低以后，伴随血清总胆固醇升高而发生的冠心病的发病率和死亡率也会大大减少。例如，经过对健康男性进行膳食调控后，有膳食调控者的心肌梗死和猝死的发病率比无膳食调控者低47%，冠心病死亡则比无膳食调控者少33%。

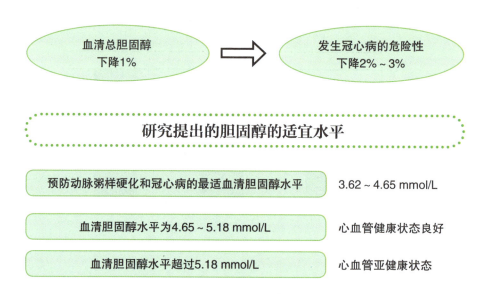

（二）甘油三酯变化对健康的影响

1. 甘油三酯升高的危害

血液甘油三酯增高也同样可以引起动脉粥样硬化和冠心病。研究发现，冠心病发病危险性随血清甘油三酯水平的升高而增加。

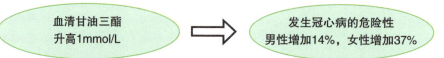

甘油三酯与冠心病发病率的关系

血清甘油三酯浓度超过2.26 mmol/L（200 mg/dl） 冠心病发病率升高

血清甘油三酯浓度超过2.26mmol/L(200mg/dl)，同时血清低密度脂蛋白胆固醇浓度超过4.14mmol/L(160mg/dl) 冠心病发病率增高2.5倍

2. 甘油三酯降低的益处

将升高的血清甘油三酯降低以后，伴随血清甘油三酯升高而发生的冠心病的发病率和死亡率也会大大减少。例如，研究发现，冠心病患者经降血脂药物治疗后，血清甘油三酯水平下降19%，总胆固醇水平下降13%，同时，冠心病死亡率下降36%。而且，血清甘油三酯水平下降幅度在30%以上的患者，冠心病死亡率下降了60%。

（三）高密度脂蛋白胆固醇变化对健康的影响

1. 高密度脂蛋白胆固醇降低的危害

与总胆固醇、甘油三酯相反，血液高密度脂蛋白胆固醇浓度降低将导致动脉粥样硬化和冠心病的危险性增加。而且，高密度脂蛋白胆固醇水平越低，冠心病发病率越高。研究发现，当高密度脂蛋白胆固醇低于0.9mmol/L（35mg/dl）时，冠心病的发病率将大大增加。

血清高密度脂蛋白胆固醇降低0.26mmol/L（10mg/dl） 发生冠心病的危险性增加2.56倍

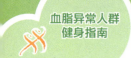

随着血清高密度脂蛋白胆固醇水平降低，冠心病的死亡率也增加。在男性中，血清高密度脂蛋白胆固醇水平低于0.9mmol/L（35mg/dl）的人与超过1.40mmol/L（54mg/dl）的人相比，冠心病的相对死亡危险为4.1；在女性中，血清高密度脂蛋白胆固醇水平低于1.16mmol/L（45mg/dl）的人与超过1.78mmol/L（69mg/dl）的人相比，冠心病的相对死亡危险为3.1（图1-14）。

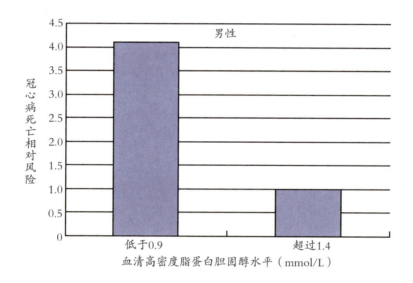

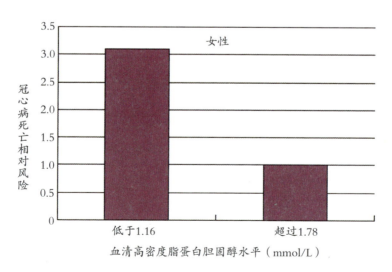

图1-14 血清高密度脂蛋白胆固醇水平与冠心病死亡风险

2. 高密度脂蛋白胆固醇升高的益处

血清高密度脂蛋白胆固醇的降低可导致冠心病危险性增加，而血清高密度脂蛋白胆固醇的升高则具有保护作用，能使冠心病的危险性下降。

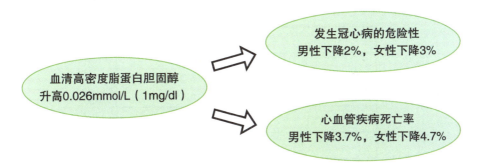

3. 血清总胆固醇、高密度脂蛋白胆固醇的比值与冠心病的关系

总胆固醇与高密度脂蛋白胆固醇的比值在评估冠心病的危险性方面具有重要的意义，它是判断冠心病危险性增加的一个较好的识别指标，能够比较有效地把冠心病危险性增高的人识别出来。

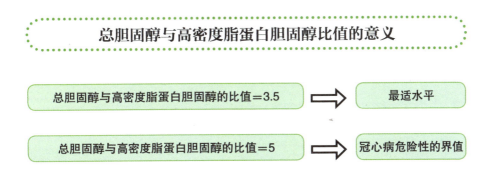

总胆固醇/高密度脂蛋白胆固醇比值与冠心病危险性的关系如图1-15所示。总胆固醇/高密度脂蛋白胆固醇比值=3.5的人的冠心病危险性是比值=5的人的1/2，而比值=10的人的冠心病危险性则是比值=5的人的2倍，比值=20的人的冠心病危险性是比值=5的人的3倍。

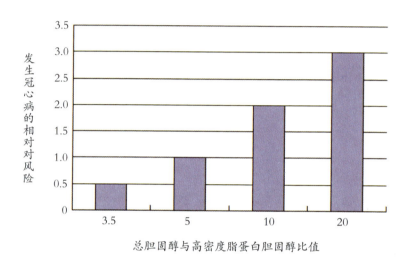

图1-15　总胆固醇/高密度脂蛋白胆固醇的比值与冠心病危险性

第二章

什么是血脂异常

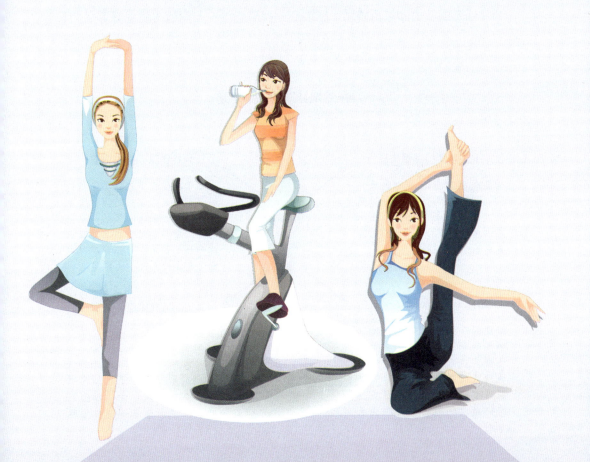

虽然血脂异常是心血管疾病发生的主要原因，但我们也不必"谈脂色变"，其实，包括胆固醇、甘油三酯在内的脂类在人体内还是有很多重要作用的，只不过当它们在血液中的含量过高时，就会对人体的健康造成危害。

第一节　认识血脂

一、什么是脂类

要想理解什么是"血脂"，首先得弄清楚什么是脂类。

脂类包括脂肪和类脂，是一类具有重要营养价值的营养素。脂肪又称为甘油三酯，类脂包括磷脂（脑磷脂、卵磷脂等）与固醇（胆固醇等）。

脂类是重要的营养素

脂类的功能

人体重要的能量来源

脂类是膳食中浓缩的能源，1克脂肪可以产生9千卡的热能，是供能最多的营养素。在休息状态下，人体60%的能量来源于体内脂类。

维持体温，保护内脏

分布于人体皮下的脂肪组织能够起到隔热保温的作用，防止热量外散，维持人体的体温。同时，脂肪层对内脏器官有支撑和衬垫作用，可以保护内脏器官免受外来冲击的伤害。

构成生物膜的重要成分

细胞膜、细胞器膜、核膜、神经髓鞘膜是人体主要的生物膜。在人体的各种类型细胞的生物膜上都有规律地排列着磷脂、胆固醇等脂类，它们是生物膜的重要组成成分。

促进脂溶性维生素的吸收

食物中的脂类不仅能提供人体所需的脂溶性维生素，如维生素A、D、E、K，而且能够起到帮助人体吸收脂溶性维生素的作用。如果没有脂类，人体就无法很好地吸收这类维生素。

脂类与蛋白质、糖类并称为人体提供能量的三大营养素，是我们身体所不能缺少的。脂类具有重要的功能，但同时脂类过多又是许多疾病的危险因素。因此，脂类对人体既不可缺少，又不可过量。

小知识

什么是生物膜？

☆ 人体约由60亿个细胞集合而成，每个细胞外面都包绕着一层细胞膜，细胞里面有各种细胞器和细胞核，细胞核外面包绕着核膜，细胞器如内质网、线粒体等外面也包绕着一层膜。细胞膜、细胞器膜、核膜等统称为生物膜，而构成生物膜的材料，就是脂类，特别是磷脂和胆固醇，是所有生物膜的重要组成成分。生物膜按质量计，一般含磷脂50%～70%，含胆固醇20%～30%。

☆ 生物膜对于维持细胞内环境的相对稳定，维持细胞的正常代谢和功能十分重要。如果生物膜的结构和功能发生异常，不仅影响细胞的功能，而且将影响到人体的各个组织器官，引起多种疾病。

二、什么是血脂

血脂，顾名思义是指人体血液中的脂类，也就是说血脂是血液中的脂肪（甘油三酯）和类脂（磷脂、固醇等）的总称。其中，甘油三酯和胆固醇是血脂的主要成分。胆固醇约占血液总脂的1/3，有游离胆固醇和胆固醇酯两种形式，血液中的胆固醇大约2/3为胆固醇酯，其余1/3则为游离胆固醇。甘油三酯约占血液总脂的1/4。

三、什么是胆固醇

一提到胆固醇，你是不是马上就联想到血脂异常、动脉粥样硬化、冠心病？其实，不必如此紧张，胆固醇实际上是人体不可缺少的营养素之一。不过，如果胆固醇摄入过多的话，就会对人体造成不良影响。

胆固醇是脂类的一种，人体全身所含有的胆固醇为100～150克。人体内胆固醇的来源有两种途径：来源于食物的称为外源性胆固醇，人体自身合成的称为内源性胆固醇。

人体每天从食物中大约获得300～500毫克胆固醇，富含胆固醇的食物包括动物脑组织、蛋黄、动物内脏、鱼籽等。植物性食物不含胆固醇，它们含的是植物固醇，不易被人体吸收。人体每天所需的胆固醇量为1000～2000毫克（1～2克）。因此，人体内的胆固醇主要来源于自身合成的"内源性胆固醇"。肝脏是人体内主要合成胆固醇的部位。即使食物中缺乏胆固醇，人体内仍然能够自行合成胆固醇，以保证机体的正常需要。

小知识

胆固醇是人体不可缺少的脂类

☆ 胆固醇是人体生物膜的重要组成成分。

☆ 胆固醇是体内具有调节功能的肾上腺皮质激素（如皮质醇）、雄激素、雌激素等多种激素的合成原料。

☆ 胆固醇在肝脏转变成胆汁酸，胆汁酸是胆汁的主要成分，促进食物中脂类的消化和吸收。

☆ 胆固醇在皮肤可被氧化为7-脱氢胆固醇，7-脱氢胆固醇经紫外线照射后转变为维生素D_3，维生素D_3具有促进钙和磷的吸收利用、促进骨骼及牙齿钙化等作用，对提高骨密度，防治骨质疏松有重要意义。

四、什么是甘油三酯

甘油三酯是由1个甘油和3个脂肪酸结合而成的。它与胆固醇一样，属于脂类。甘油三酯在人体内是有储存的，主要储存在皮下和腹腔内的脂肪组织中，在人体需要的时候分解动员，以满足身体对能量的需求。

甘油三酯是身体活动时的能量来源，同时，也是人体在饥饿等情况下可以提供能量的能源物质。作为皮下脂肪，它帮助维持人体正常的体温，缓冲外来冲击，对人体具有保护作用。因此，甘油三酯对人体具有重要作用，是维持人体健康不可缺少的营养素之一。如果摄入不足的话，将会对健康造成损害。

但是，如果甘油三酯太多，对人体也是有害的。如果脂肪组织中储存了过多的甘油三酯，人体就会变得肥胖；如果肝细胞中的甘油三酯过多，就会成为脂肪肝，这时，肝脏的功能就会下降；如果血液中的甘油三酯过多的话，就是血脂异常。血液中甘油三酯的含量过高，血液就变得容易凝固，因而容易诱发血栓的发生。

同胆固醇相似，人体内甘油三酯的来源也有两种途径：来源于食物的称为外源性甘油三酯，人体自身合成的称为内源性甘油三酯。肝脏、脂肪组织和小肠是人体内合成甘油三酯的主要场所，其中，以肝脏的合成能力最强。

除了需要注意肥肉、肉皮、猪油、牛油、羊油、猪肠、奶油等动物性食品外，米饭、面包、面食（面条等）等主食及白糖等糖类摄入过多的话，肝脏、脂肪组织合成的甘油三酯也会增多。此外，食物总量摄入过多，造成通过食物摄入的热量超过人体的热量需求量，多余的热量就转化为脂肪贮存在体内，也会导致体内甘油三酯堆积。

小知识

 甘油三酯是人体不可缺少的脂类

☆ 甘油三酯也是脂类的一种。

☆ 脂类中的游离脂肪酸可以直接提供能量，而甘油三酯则是能量的储存形式。

☆ 在饥饿、中低强度运动时，甘油三酯可以分解为甘油和游离脂肪酸，提供能量以满足机体需要。

☆ 甘油三酯是皮下脂肪的主要成分，具有维持体温、保护内脏等功能。

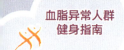

五、血脂从何而来

人体内的血脂主要来源于两个途径：一为外源性，从食物中摄取的脂类，经消化吸收进入血液；二为内源性，由肝脏、小肠等组织合成后释放入血液。血脂含量受膳食、年龄、性别、生活习惯等多种因素的影响。

富含脂类的食物主要是动物性食物，包括动物的脑组织和内脏、肉皮、奶油、蛋黄以及肉类，如猪肉、牛肉、羊肉等；此外，植物油（如豆油、花生油、葵花子油等）、部分植物的种子（如芝麻、黄豆、芥末等）和硬果类食物（如瓜子、花生、核桃、杏仁、松子等）也含有脂类。

六、血脂在血液中以什么形式存在

在日常生活中我们都有这样一个常识，脂类是不溶于水的。如果滴几滴油到水面上，就会形成一个个的小油珠，漂浮在水面上。脂类中的甘油三酯和胆固醇不能溶解于血液这种水溶液中，为了能够溶解于血液，它们的存在形式就要发生一些改变。在这个过程中，磷脂发挥重要作用。磷脂是一种极性类脂，既具有亲水的部分，又具有疏水的部分。磷脂的疏水的部分与甘油三酯和胆固醇相结合，从而将甘油三酯和胆固醇变为亲水性的，可以溶解于血液中。

就像人过河必须要以船为载体一样，血脂在血液中也要与一种叫做载脂蛋白的特殊蛋白质结合，在血液中运输。血液中的甘油三酯和胆固醇与磷脂及载脂蛋白相结合，一起组成一个亲水性的生物大分子，这种亲水性的生物大分子就称做"脂蛋白"。也就是说，血脂以"脂蛋白"的形式在血液中存在和运输，到达人体的各个部位。

脂蛋白的结构

脂蛋白是脂类（甘油三酯、胆固醇、磷脂）和蛋白质相结合的产物，脂类以脂蛋白这种形式存在于血液中。

脂蛋白由两部分组成，外壳和核。脂蛋白外壳含载脂蛋白、磷脂和游离胆固醇；脂蛋白核由胆固醇酯和甘油三酯组成。

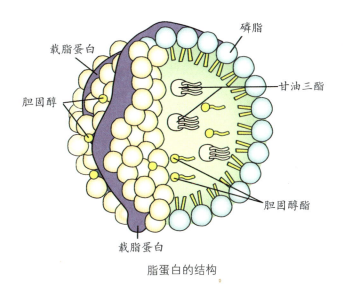

脂蛋白的结构

七、你知道脂蛋白的分类与功能吗

由于各种脂蛋白所含的脂类与蛋白质不同，其颗粒大小、密度各不相同。因此，按照密度从低到高的顺序，可以分为四类：乳糜微粒（CM）、极低密度脂蛋白（VLDL）、低密度脂蛋白（LDL）和高密度脂蛋白（HDL），这四类脂蛋白的颗粒则是依次变小的。几乎所有的脂蛋白都同时含有甘油三酯、胆固醇和磷脂，只不过是所含的量、比例、功能各有不同。

（一）乳糜微粒（CM）

乳糜微粒的颗粒最大，密度低，富含甘油三酯。它的主要功能是运输外源性的甘油三酯，其中外源性甘油三酯的含量可达到90%。食物中所含的甘油三酯和胆固醇（称为外源性的甘油三酯和胆固醇）被小肠吸收后，由乳糜微粒运送到肝脏。由于乳糜微粒的颗粒大，不能进入动脉壁内，因而一般不会导致动脉粥样硬化，但容易诱发胰腺炎。

（二）极低密度脂蛋白（VLDL）

极低密度脂蛋白的颗粒小于乳糜微粒，但密度大于乳糜微粒，富含甘油三酯，它的主要功能是运输内源性的甘油三酯。肝脏合成的甘油三酯（称为内源性的甘油三酯），由极低密度脂蛋白运送到全身的组织细胞。

（三）低密度脂蛋白（LDL）

低密度脂蛋白的颗粒小于极低密度脂蛋白，但密度大于极低密度脂蛋白，富含胆固醇，血液中总胆固醇的70%存在于低密度脂蛋白中。它的主要功能是运输内源性的胆固醇。肝脏合成的胆固醇（称为内源性的胆固醇）由低密度脂蛋白运送到全身的组织细胞。

（四）高密度脂蛋白（HDL）

高密度脂蛋白的密度最大，颗粒最小，它的主要功能是将外周组织的胆固醇运送到肝脏，这一过程又被称为胆固醇的"逆向"转运（图2-1）。

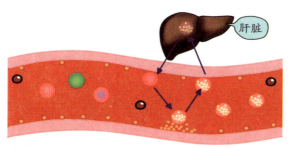

HDL将胆固醇逸出血管

图2-1　胆固醇的"逆向"转运

第二章 什么是血脂异常

脂蛋白的功能

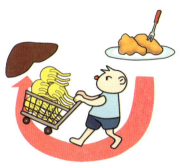

★ 乳糜微粒
主要负责将食物中摄取的甘油三酯运输到肝脏。其运输量是最多的。

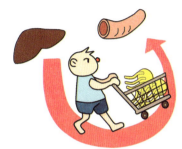

★ 极低密度脂蛋白
主要负责肝脏中合成的甘油三酯的运输。其运输量排位第二。

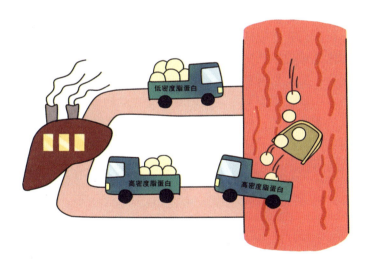

★ 低密度脂蛋白
主要负责肝脏中合成的胆固醇的运输。其运输量是最多的。

★ 高密度脂蛋白
主要负责将身体不需要的、多余的胆固醇及堆积于血管壁的胆固醇运输回肝脏。

八、"好脂蛋白"与"坏脂蛋白"

我们常把脂蛋白分为"好脂蛋白"（高密度脂蛋白）和"坏脂蛋白"（低密度脂蛋白），二者之间的区别主要是由各自的功能不同导致的。

高密度脂蛋白主要负责将身体外周组织中多余的胆固醇回收，运输回肝脏，并能清除堆积在动脉血管壁上的胆固醇，运送回肝脏进行代谢清除，这一过程又称为胆固醇的"逆向"转运。最终使动脉血管壁胆固醇的堆积减少，避免了过量胆固醇在动脉血管壁等外周组织中的蓄积和毒害作用，从而起到预防动脉粥样硬化和冠心病发生的作用。所以高密度脂蛋白又被称为"好脂蛋白"，被认为是一种具有抗动脉粥样硬化作用的血液脂蛋白，是冠心病的保护因子。

低密度脂蛋白主要负责把肝脏合成的内源性胆固醇运输到全身各组织，使全身的组织细胞获得必需的胆固醇，这一功能是非常重要的。人体组织利用这些胆固醇来建造细胞并维持细胞的正常功能。但血液中的低密度脂蛋白太多的话，它所运载的胆固醇超出了全身组织细胞的需求，出现了供大于求的现象，血液中过多的胆固醇就会缓慢地沉积在动脉血管壁等外周组织中，再结合其他物质形成粥样斑块，导致动脉粥样硬化和冠心病的发生。人体代谢过程中产生的自由基可以将低密度脂蛋白氧化成氧化型的低密度脂蛋白，氧化型低密度脂蛋白具有很强的导致动脉粥样硬化的作用。因而，血液中低密度脂蛋白运输的胆固醇含量的增高是导致血液总胆固醇含量升高的重要原因，是动脉粥样硬化和冠心病的重要危险因素。所以低密度脂蛋白又被称为"坏脂蛋白"，被认为是一种具有致动脉粥样硬化作用的血液脂蛋白。

> **小知识**
>
> **高密度脂蛋白·低密度脂蛋白**
>
> ☆ 高密度脂蛋白被称为"好脂蛋白",通过胆固醇的"逆向"转运来发挥抗动脉粥样硬化的作用。因此,血液中高密度脂蛋白浓度的升高,具有预防动脉粥样硬化和冠心病的作用。
>
> ☆ 低密度脂蛋白被称为"坏脂蛋白",其实低密度脂蛋白是人体必不可少的脂蛋白,负责运输必需的胆固醇到全身各组织。不过,如果血液中低密度脂蛋白浓度过高的话,就会对人体造成不良影响,促进动脉粥样硬化和冠心病的发生,因此被称为"坏脂蛋白"。

九、你知道血脂检测及其意义吗

血液中脂类的含量,是通过采血对血液进行检测获得的。临床上检测血脂的项目较多,但基本检测项目只有四项:总胆固醇(TC)、甘油三酯(TG)、高密度脂蛋白胆固醇(HDL-C)与低密度脂蛋白胆固醇(LDL-C)。

(一)总胆固醇(TC)

总胆固醇是指血液中各种脂蛋白所含胆固醇的总和。年龄、性别、饮食、运动和遗传因素是影响血液总胆固醇水平的主要因素。血液总胆固醇水平升高最主要的危害是容易引起动脉粥样硬化和冠心病。

(二)甘油三酯(TG)

甘油三酯是指血液中各种脂蛋白所含甘油三酯的总和。甘油三酯的水平也受年龄、性别、饮食、运动和遗传等因素的影响,但与总胆固醇不同的是,同一个人的甘油三酯水平受饮食因素的影响较大。研究表明,血液甘油三酯水平轻度升高即可使冠心病的危险性增加。

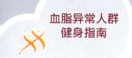

(三)高密度脂蛋白胆固醇(HDL-C)

高密度脂蛋白能将外周组织(如血管壁内)的胆固醇转运到肝脏内进行分解代谢,具有抗动脉粥样硬化的作用。目前医学上还无法全面检测高密度脂蛋白的量,只能通过检测它所含胆固醇的量,来间接地了解血液中高密度脂蛋白的多少。高密度脂蛋白胆固醇的水平受营养、运动、遗传等因素的影响。

> **小知识**
>
> **与众不同的高密度脂蛋白胆固醇**
>
> ☆ 与其他的血脂检测项目不同,高密度脂蛋白胆固醇是非常独特的一个血脂指标。血液高密度脂蛋白胆固醇的浓度与冠心病的危险性呈相反关系,即血液高密度脂蛋白胆固醇浓度降低,发生冠心病的危险性增加,而当血液高密度脂蛋白胆固醇浓度升高时,发生冠心病的危险性降低。
>
> ☆ 血液高密度脂蛋白胆固醇浓度大于1.55mmol/L(60mg/dl)是冠心病的保护性因素。

(四)低密度脂蛋白胆固醇(LDL-C)

低密度脂蛋白中胆固醇约占50%,血液中的胆固醇主要存在于低密度脂蛋白中。因而低密度脂蛋白胆固醇的浓度基本上可以反映血液中低密度脂蛋白的多少。血液低密度脂蛋白胆固醇的水平同样也受年龄、性别、饮食、运动和遗传因素的影响。

血液低密度脂蛋白胆固醇浓度升高是动脉粥样硬化发生、发展的主要危险因素。低密度脂蛋白胆固醇水平的升高将促进胆固醇在动脉血管壁等外周组织的沉积,而过量胆固醇在动脉壁等外周组织的沉积将促进动脉粥样硬化和冠心病的发生。

第二章 什么是血脂异常

小知识

危险因素

☆ 许多慢性疾病，如高血压、冠心病、糖尿病等，通常并不是由一种单一的原因引起的，往往是多种因素共同作用的结果，这些因素就是危险因素。例如，高血压是冠心病的危险因素。

☆ 引起某种疾病的危险因素可以是个人行为、饮食习惯、遗传等多方面的因素，如吸烟、酗酒、高胆固醇饮食、体重超重或肥胖、高血压家族史等。

第二节 认识血脂异常

一、什么是血脂异常

血脂异常是血液脂质代谢异常的简称，主要是指血液中总胆固醇（TC）和甘油三酯（TG）水平过高，和（或）血液中高密度脂蛋白胆固醇（HDL-C）水平过低。通俗地讲，血脂异常就是血脂中不该高的成分升高了，不该低的成分降低了，这些异常可以单独存在，也可以是几种异常同时存在。

常常听到某人说患有"高血脂"，那么，"高血脂"与"血脂异常"又有什么关系呢？

事实上，我们对血脂异常的认识是随着医学诊断技术的发展而不断深入的。最初认为，由于脂质代谢或转运异常，使血液中一种或多种脂质高于正常，即为高血脂。由于早期只能检测出血液中的总胆固醇和甘油三酯，因而将高血脂定义为血液中总胆固醇和（或）甘油三酯水平升高，它的实质是一种脂质代谢紊乱。随着研究的不断深入，研究者们逐渐认识到血液中高密度脂蛋白胆固醇降低也是一种脂质代谢紊乱，并把它也归入高血脂的范畴。随后，将高血脂改名为血脂异常。但由于高血脂这一名称使用时间长而且通俗易懂，所以仍然广泛沿用。

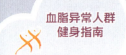
血脂异常人群
健身指南

因此，高血脂和血脂异常实际上是一回事，都用于描述同一种疾病，只不过随着时代的变迁，血脂异常逐渐取代了高血脂这一称谓。就像人的名字一样，"血脂异常"是现用名，"高血脂"是曾用名。

小知识

高血脂·血脂异常

☆ 高血脂是一种血液中的脂质代谢紊乱的状态，但高血脂并不是所有的血脂成分都升高了，而是总胆固醇、甘油三酯、低密度脂蛋白胆固醇升高了，高密度脂蛋白胆固醇降低了。因此，将高血脂称为血脂异常更合理。

二、如何知道是否患有血脂异常

血脂异常对人体的损害往往很隐蔽，即使血液中的总胆固醇和甘油三酯含量过高，已经患有血脂异常，许多人都无法自我察觉到。大多数人都是在健康体检时，进行血脂检测后才发现患有血脂异常的。因此，血脂异常被称为"无声的杀手"或"隐形的杀手"。

血脂含量是通过采血进行血液检测获得的，如果测定值超过正常值范围，即可诊断为患有血脂异常。检查血脂时要求"早晨空腹时取静脉血"。也就是说，检查血脂的当天早晨不能吃早饭，而且前一天晚上过了九点以后就什么都不要吃了，这样才能正确反映体内血脂的状态。在此期间可以适当饮水，但饮酒或喝果汁等含糖饮料是绝对禁止的。饭后不久就抽血测血脂，可能会造成血脂过高的假象。

血脂的正常值

总胆固醇（TC） 低于5.18mmol/L	低密度脂蛋白胆固醇（LDL-C） 低于3.37mmol/L
甘油三酯（TG） 低于1.70mmol/L	高密度脂蛋白胆固醇（HDL-C） 高于1.04mmol/L

三、血脂异常的诊断标准是什么

血脂异常属于代谢性疾病，它对健康的损害主要在心血管系统，血脂异常将加速动脉粥样硬化的发生，使冠心病等心血管疾病的危险升高。

我国血脂异常人群的数量随着经济水平的提高呈增长趋势，根据我国人群的血脂状况，2007年卫生部心血管防治中心公布了《中国成人血脂异常防治指南》，规定了我国人群血脂异常的新诊断标准。同时，《指南》也建议，20岁以上的成年人应该至少每5年测量一次空腹血脂；冠心病、高血压、糖尿病、肥胖等人群，则应该每3～6个月测量一次血脂；40岁以上的男性和绝经后女性应该每年进行血脂检查。

血脂异常的诊断标准

意义判断	血脂正常	血脂边缘升高	血脂升高
总胆固醇（TC）	低于5.18 mmol/L 或低于200 mg/dl	5.18～6.19 mmol/L 或200～239 mg/dl	6.22 mmol/L以上 或240 mg/dl以上

意义判断	血脂正常	血脂边缘升高	血脂升高
甘油三酯（TC）	低于1.70 mmol/L 或低于150 mg/dl	1.70～2.25 mmol/L 或150～199 mg/dl	2.26 mmol/L以上 或200 mg/dl以上

意义判断	血脂正常	血脂边缘升高	血脂升高
低密度脂蛋白胆固醇（HDL-C）	低于3.37 mmol/L 或低于130 mg/dl	3.37～4.12 mmol/L 或130～159 mg/dl	4.14 mmol/L以上 或160 mg/dl以上

意义判断	血脂正常	血脂降低	血脂升高
高密度脂蛋白胆固醇（HDL-C）	1.04 mmol/L以上 或40 mg/dl以上	低于1.04 mmol/L 或低于40 mg/dl	1.55 mmol/L以上 或60 mg/dl以上

★ 只有总胆固醇水平增高，称为高胆固醇血症。

★ 只有甘油三酯水平增高，称为高甘油三酯血症。
★ 总胆固醇和甘油三酯同时增高，称为混合型血脂异常。
★ 只有高密度脂蛋白胆固醇水平减低，称为低高密度脂蛋白血症。

四、血脂异常的分类

（一）根据病因分类

血脂异常按照发病原因可以分为原发性血脂异常和继发性血脂异常，有时二者也会同时存在。

1. 原发性血脂异常

由先天的遗传因素或后天的饮食习惯、生活方式以及其他环境因素等引起的血脂异常属于原发性血脂异常。

研究发现，有相当一部分血脂异常人群存在单一或多个遗传基因的缺陷，由于基因缺陷所致的血脂异常大多具有家族聚积性，有明显的遗传倾向，通常称为"家族性高脂血症"。例如，家族性高胆固醇血症、家族性混合型高脂血症就是常见的家族性高脂血症，遗传因素是它们的主要原因。

引起血脂异常的环境因素主要有：胆固醇和脂肪摄入过多、糖类摄入过多、饮食过多、久坐少动、体重增加、吸烟、饮酒等不良的饮食习惯和生活方式。

2. 继发性血脂异常

血脂异常也可以由于某种明确的疾病或服用某种药物等因素引起，这种血脂异常就是继发性血脂异常。

引起继发性血脂异常的疾病有：糖尿病、甲状腺功能减退症、肾病综合征、肥胖、慢性肾功能衰竭、阻塞性肝胆疾病（如胆汁淤积）、系统性红斑狼疮、糖原累积症、骨髓瘤、胰腺炎、多囊卵巢综合征等。

引起继发性血脂异常的药物有：利尿剂、β-受体阻滞剂、糖皮质激素、口服避孕药等。

当这些引起血脂异常的疾病被治愈或控制之后，或停用相关的药物之后，血脂异常即可被纠正。

（二）根据血脂成分的变化分类

胆固醇和甘油三酯是血液中主要的脂类，它们中不论是哪一个升高，或者同时升高，都被称为血脂异常。此外，血液中的其他脂类成分发生改变，也被称为血脂异常。根据升高或降低的血脂成分不同，又可以将血脂分为以下四类，这种分类法简单明了，是临床上常用的一种血脂异常分类方法。

1. 高胆固醇血症

血脂成分中只有总胆固醇水平升高，称为高胆固醇血症。

总胆固醇6.22mmol/L以上　＝　高胆固醇血症

2. 高甘油三酯血症

血脂成分中只有甘油三酯水平升高，称为高甘油三酯血症。

甘油三酯2.26mmol/L以上　＝　高甘油三酯血症

3. 混合型血脂异常

血脂成分中总胆固醇、甘油三酯水平同时升高，称为混合型血脂异常。

总胆固醇6.22mmol/L以上
甘油三酯2.26mmol/L以上　＝　混合型血脂异常

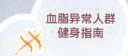

4. 低高密度脂蛋白血症

血脂成分中高密度脂蛋白胆固醇水平减低,称为低高密度脂蛋白血症。

高密度脂蛋白胆固醇低于1.04mmol/L ＝ 低高密度脂蛋白血症

第三节　血脂异常的原因

血脂异常的发生是遗传因素、环境因素或遗传因素与环境因素共同作用的结果。多种环境因素,如不良的饮食习惯,包括从饮食中摄取过多的胆固醇和饱和脂肪酸,不良的生活方式,包括久坐少动、吸烟、酗酒等等,都能引起血脂异常。

血脂异常的原因

★ 遗传

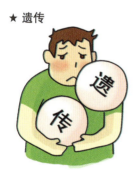

★ 久坐少动

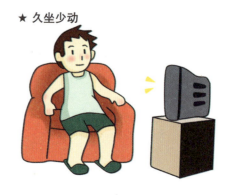

★ 饮食不当
　☆ 胆固醇和脂肪摄入过多

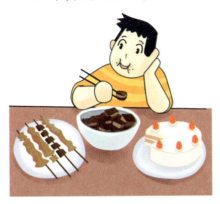

☆ 糖类摄入过多

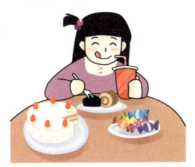

★ 体重增加

★ 年龄与性别

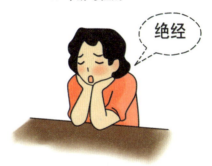

★ 吸烟过多

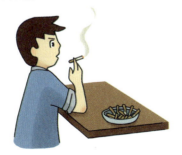

★ 饮酒过量

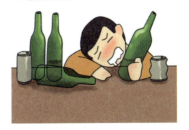

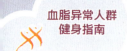

一、遗传因素

有些人没有饮食不当、缺少运动等问题，也没有其他血脂异常的危险因素，但仍然患有血脂异常，这就是与具有血脂偏高的体质有关。因此在日常生活中我们会看到，有些人尽管很少吃富含脂类的食物却发生了血脂异常，有些人虽然体型消瘦却发生了血脂异常。归根究底，这种血脂异常的发生，主要是由于遗传的缘故，被称为"家族性高脂血症"。

家族性高脂血症的类型有很多种，其中，具有代表性的就是家族性高胆固醇血症。这是一种常染色体显性遗传性疾病，这种疾病是由于先天性的低密度脂蛋白受体缺乏或很少，或是低密度脂蛋白受体本身有缺陷，导致低密度脂蛋白大量合成但没有办法分解，体内的胆固醇大量堆积，于是血液中的胆固醇浓度就升高了。

小知识

血脂异常不是胖子的专利

☆ 并非所有的肥胖者都一定患有血脂异常，也并非所有的消瘦者就一定不会患血脂异常。这其中的原因，主要与遗传因素的作用有关。在众多影响血脂异常的因素中，遗传因素起着重要的决定作用。所以，有血脂异常家族史的人群，即使是瘦子也会有较高的概率患有血脂异常。

☆ 因此，即使是体型消瘦的人也不能对血脂异常掉以轻心，尤其是有血脂异常家族史的人。所以定期检查血脂是十分必要的。

二、饮食因素

饮食因素在血脂异常的发生过程中起着至关重要的作用。

（一）胆固醇和脂肪摄入过多

从饮食中摄取过多的胆固醇和脂肪会导致血液胆固醇、甘油三酯水平升高。

一般情况下，一个人每天从饮食中摄取的胆固醇的量应低于300毫克。研究表明，每天胆固醇的摄入量从200毫克增加为400毫克，可以使血液胆固醇浓度升高0.13 mmol/L（5mg/dl）。

小知识

体内胆固醇的来源与血脂异常

☆ 人体内胆固醇的来源有两种途径：来源于食物的称为外源性胆固醇；人体自身合成的称为内源性胆固醇。

☆ 在正常情况下，体内的胆固醇水平会保持相对稳定。当外源性胆固醇摄入增多时，体内内源性胆固醇的合成就会相对减少；而当外源性胆固醇摄入减少时，内源性胆固醇的合成就相对增加。所以血液中的胆固醇含量不会因为外源性胆固醇的变化而引起太大的波动。因此，我们不必为一顿饭多吃了些富含胆固醇的食物而忧心忡忡。但是，如果长期大量进食富含胆固醇的食物，则会引起胆固醇代谢的平衡失调，导致血液中胆固醇含量增高，形成血脂异常。

脂肪的摄入量是以占一日食物总热量的百分比来衡量的，没有具体的数值。一个人的脂肪摄入量应该占一日内通过食物摄入总热量的20%~30%，其中，饱和脂肪酸的摄入量应小于一日内通过食物摄入总热量的10%。脂肪摄入过多会导致血液胆固醇、甘油三酯水平升高。研究显示，如果饱和脂肪酸摄入量占总热量的14%，就可以导致血液胆固醇浓度升高大约0.52 mmol/L（20mg/dl）。

> **小知识**
>
> ### 脂肪酸是构成脂类的主要成分
>
> ☆ 脂肪酸是甘油三酯、磷脂等脂类的主要成分。3个脂肪酸与1个甘油结合而形成的产物,就是甘油三酯;而2个脂肪酸与1个甘油及磷酸结合而形成的产物,就是磷脂。
>
> ☆ 体内也有不与其他物质结合,独立存在的脂肪酸,叫做游离脂肪酸。在人体需要的情况下,可以直接提供能量。
>
> ☆ 脂肪酸可以分为饱和脂肪酸和不饱和脂肪酸。动物性脂肪含饱和脂肪酸较多,常温下呈固态,如果摄入过量的话,就会使血液中的胆固醇含量增高。而植物油和鱼类的脂肪中主要含有不饱和脂肪酸,常温下呈液态,具有降低血液中胆固醇浓度的作用。

含胆固醇丰富的食物包括动物脑组织、蛋黄和内脏(如肝脏、肾脏、肺脏)、鱼籽;含脂肪丰富的食物包括肉类,如猪肉、牛肉、羊肉等畜肉(尤其是肥肉和肉皮)、猪油、牛油、羊油、黄油、奶油,它们富含饱和脂肪酸。这些食物摄入过多,将促使血液总胆固醇、甘油三酯水平上升。

需要注意的是,一日三餐中,进食高脂肪膳食的餐次也会影响到血液中胆固醇的浓度。早餐和中餐的脂肪含量对血脂水平影响不大,但高脂肪的晚餐,会使血脂特别是胆固醇浓度上升,进而逐渐沉积在动脉血管壁上,导致动脉粥样硬化的发生。

> **小知识**
>
> ### 体内胆固醇的堆积
>
> ☆ 在正常情况下,人体自身对血脂是具有一定的调节功能的,可以将血液中的胆固醇浓度维持在相对稳定的范围内。因此,即使是偶尔一次吃了许多富含胆固醇的食物,在这种调节功能的作用下,血液中的胆固醇浓度也不会变动太大。
>
> ☆ 但是,如果长期吃的都是富含胆固醇的食物,肝脏合成的内源性胆固醇又过多,再加上吃含糖食品过多,活动过少等因素,超过身体需要量的胆固醇就会在体内堆积,血液中的胆固醇浓度就会越来越高。

（二）糖类摄入过多

糖类又称为碳水化合物，包括葡萄糖、果糖、蔗糖、淀粉类食物等。我们每天吃的主食就是淀粉类食物，白糖、红糖、冰糖等各种糖制品的主要成分是蔗糖。

从饮食中摄取过多的胆固醇和脂肪会导致血脂水平升高。但是，如果糖类摄入过多，也会引起血脂异常。高糖低脂的膳食也会引起血脂异常，这恐怕是许多人始料未及的事情。

胆固醇合成的原料是一种名叫乙酰辅酶A的物质，而乙酰辅酶A主要来源于糖类的分解代谢，只有少部分来源于脂类的分解代谢。因此，如果糖类摄入过多，将导致肝脏合成的内源性胆固醇增多，进而导致血液胆固醇浓度升高。

甘油三酯是一种叫甘油的物质与3个脂肪酸结合的产物，因此，甘油和脂肪酸是甘油三酯的合成原料。甘油主要来源于糖类的分解代谢，脂肪酸则是由乙酰辅酶A合成的，乙酰辅酶A来源于糖类和脂类的分解代谢。所以，糖类摄入过多时，由于原料充足，肝脏和脂肪组织甘油三酯的合成也会增多。研究显示，进食糖类的比例过高，会引起血糖升高，升高的血糖将刺激一种叫胰岛素的激素分泌增加，由于血液中的胰岛素浓度过高而出现高胰岛素血症，高胰岛素血症可以促进肝脏合成甘油三酯增加，抑制甘油三酯的分解，引起血液甘油三酯浓度升高，这就是内源性的甘油三酯升高。

因此，日常饮食中除了要注意控制动物性食物的摄入量之外，还应注意控制米饭、面包、面食（面条等）等主食及点心、白糖等含糖类丰富的食物的摄入量。

白糖中所含的糖类（蔗糖）要比米饭、面条等主食中所含的糖类（淀粉）更容易分解而被人体吸收，摄入过多更容易引起血脂升高。

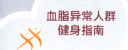

> **小知识**
>
> **高糖膳食也能引发血脂异常**
>
> ☆ 长期摄入高脂膳食会引起血脂异常，需要注意的是，长期摄入高糖膳食也会引发血脂异常。
>
> ☆ 糖类的代谢产物是胆固醇和甘油三酯的合成原料，因此，如果糖类摄入过多，将导致内源性的胆固醇和甘油三酯合成增多，从而导致血液胆固醇和甘油三酯浓度的升高。
>
> ☆ 因此，在重点预防由高脂膳食引发血脂异常的同时，一定不能忽视由高糖膳食引发的血脂异常。

（三）饮食过量

正常人每日摄入的热量和消耗的热量基本上保持平衡。如果一顿饭吃了太多的食物，导致摄入的热量多于消耗的热量，出现热量过剩，这时，体内的乙酰辅酶A就会增多，胆固醇、甘油三酯的合成就会增加。因此，即使没有吃脂肪含量高的食物，只是因为每顿饭总是吃得太多，饮食过量，也会引起血液胆固醇、甘油三酯的浓度升高。

所以，除了要注意控制动物性食物、含糖丰富的食物的摄入量，还应注意每顿饭的食物量，不要一次吃得太多，防止因饮食过量而导致热量过剩，引发血脂异常。

三、久坐少动

随着社会经济的发展，人们的生活方式也在发生改变，随着交通工具的进步，人们的出行越来越方便，乘车逐渐代替了步行、骑自行车；随着电视、电脑、互联网使用普及，人们把大量的业余时间花在了看电视、看电影、浏览网页、打游戏、进行网络沟通上；此外，还有一些职业人群，如作家、出纳、会计、汽车驾驶员、打字员、程序设计人员以及办公室工作人员等等，由于其工作性质决定，工作时间的活动很少。这导致人们的活动时间越来越少，久坐少动的生活方式越来越普及，由此导致许多慢性疾病的患病人数增加。

久坐少动的生活方式也会导致血脂异常的患病率增加。研究发现，脑力劳动者血脂异常的患病率高于体力劳动者，城市人群血脂异常的患病率高于农村人群，2002年"中国居民营养与健康状况调查"的数据显示，我国血脂异常的患病率城市人群为21.0%，农村人群为17.7%。

研究表明，习惯于久坐的人血液总胆固醇和甘油三酯的浓度高于坚持体育锻炼的人。体育锻炼可以增高脂类分解代谢中一种叫脂蛋白脂酶的关键酶的活性，降低血液总胆固醇和甘油三酯水平，升高高密度脂蛋白胆固醇水平，并使通过饮食摄入的外源性胆固醇、甘油三酯在血液中的清除增加。因此，要改变久坐少动的生活方式，让身体动起来！

四、体重增加

体重增加也是血脂水平升高的一个重要因素。

超重或肥胖可以使全身的胆固醇合成增加，从而导致血液胆固醇的含量随体重的增加而增高。一般认为体重增加可以使人体血液胆固醇浓度升高约0.65mmol/L（25mg/dl）。想知道自己有没有超重或肥胖，可以用一种叫做体重指数（BMI）的方法来判断。体重指数是根据身高和体重计算而来的，它是判断超重或肥胖的常用方法。有研究结果显示，体重指数（BMI）在27.1～30.0的人群平均血液胆固醇水平较体重指数在21.1～23.0范围内的人群高0.46 mmol/L（18mg/dl）。而且这种体重增高伴随血液胆固醇水平的升高不仅见于男性，也见于女性（包括青年女性和更年期女性）。

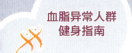

> **小知识**
>
> ### 体重指数（BMI）
>
> ☆ BMI是Body Mass Index的简写，翻译为体重指数，它是判断一个人是否超重或肥胖的常用方法，优点是比较简便。
>
> ☆ 体重指数的计算公式如下：
>
> $$体重指数（BMI）= \frac{现在的体重（千克）}{身高（米）\times 身高（米）}$$
>
> ☆ 例如，一个体重70千克，身高1.7米的男性，BMI计算如下：
>
> $$体重指数（BMI）= \frac{70}{1.7 \times 1.7} = 24.2$$
>
> 24.2就是此人现在的体重指数。根据表2-1可以判断此人属于超重。

表2-1 超重或肥胖的判断（中国）

意义判断	体重过低	体重正常	超 重	肥 胖
体重指数（BMI）	低于18.5	18.5～23.9	24.0～27.9	28.0以上

　　超重或肥胖的人，常常饭量也较大，由于进食量会影响血糖水平，因而饭量较大会导致血糖水平也随着增加。为了能使血糖水平下降，人体内的胰腺就会分泌更多的胰岛素，大量的胰岛素分泌会促进血糖水平的降低，但同时也会促进肝脏中甘油三酯的合成，导致血脂水平升高。

> **小知识**
>
>
> **胰岛素与血糖**
>
> ☆ 血糖是指血液中的葡萄糖。
>
> ☆ 正常情况下,空腹血糖的浓度在3.9~6.1mmol/L范围内。如果空腹血糖的浓度达到或超过7.0mmol/L,就叫做糖尿病。
>
> ☆ 胰岛素是身体内一个名叫胰腺的器官分泌的一种激素,胰岛素具有降血糖的作用。正常情况下,血液中胰岛素的浓度升高时,血糖水平就会下降。

五、年 龄

年龄也是影响血脂水平的因素之一。血脂水平一般随着年龄的增加而增高。研究表明,年龄因素可使血液胆固醇增加0.78 mmol/L(30mg/dl)左右。中老年人群的血脂异常患病率明显增加。因此,青年人可以每5年测量一次血脂来监测血脂水平,随着年龄的增长,逐渐变为每年测量一次血脂,目的就是为了及早发现血脂异常,及早治疗。

六、性 别

性别也是影响血脂水平的因素之一。一般来讲,女性在50岁以前,血液总胆固醇和甘油三酯水平较低,并且明显低于男性,50岁以后,女性血液总胆固醇和甘油三酯水平升高,达到与男性相似的水平,甚至高于男性。这种绝经后血液胆固醇和甘油三酯水平的升高与体内雌激素减少有关。研究表明,妇女绝经后血液总胆固醇可增高大约0.52mmol/L(20mg/dl)。因此,建议男性在40岁以后应每年测量一次血脂,女性在绝经后应每年测量一次血脂。

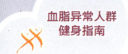

七、吸烟过多

吸烟也可以导致血脂水平升高，吸烟者的血脂水平明显高于不吸烟者。研究表明，吸烟可以导致血液总胆固醇、甘油三酯、低密度脂蛋白胆固醇浓度升高，高密度脂蛋白胆固醇浓度降低，而且随着所吸香烟的数量增加而愈加明显。因此，长期吸烟可以引起血脂异常。研究显示，与正常人的平均血脂水平相比较，吸烟可以使血液甘油三酯水平升高9.1%。

香烟中含有的尼古丁会促进甘油三酯的合成，使血脂水平升高。正常情况下，当体内的脂肪分解时，血液中的游离脂肪酸就会增多。而吸烟会使血液中的游离脂肪酸增多，造成血液中的游离脂肪酸聚集，脂肪酸过量，从而导致甘油三酯合成增多。此外，吸烟还会导致血液黏稠度增高，导致血液流动减慢，促进血脂在动脉管壁的沉积；并能促进低密度脂蛋白氧化成氧化型的低密度脂蛋白，而氧化型低密度脂蛋白具有很强的致动脉粥样硬化作用；吸烟也能促进血液中的血小板聚集，促进血栓的形成，也有促进动脉粥样硬化形成的作用。

开始吸烟的年龄越早，每天吸烟的支数越多，烟雾吸入越深，则吸烟对人体的危害就越大。香烟不仅对吸烟的人有害，而且周围的人也会由于被动吸烟危害健康。因此，为了你和他人的健康，请尽快戒烟。

小知识

戒烟后应注意控制体重

☆ 许多人戒烟后都会出现暂时性的体重增加，这与戒烟过程中为了抵抗吸烟的冲动，大量摄入水果糖、巧克力、花生米、饼干、薯片等高热量食品，导致热量摄入过多有关；同时也与戒烟后胃口变好，饭量增加有关。

☆ 因此，戒烟后应注意控制体重，控制零食和正餐食物的摄入量，多活动，以防因体重增加而造成总胆固醇、甘油三酯浓度升高。

八、饮酒过量

长期大量饮酒可以使血脂水平升高。酒中有一种名叫乙醇的物质，乙醇可以使肝脏合成极低密度脂蛋白（甘油三酯的前体）增加，并使极低密度脂蛋白和乳糜微粒从血中清除的速度减慢，导致血液甘油三酯浓度升高；乙醇还可以使在脂肪分解中起关键作用的一种名叫脂蛋白脂肪酶的活性降低，从而致使血液中的脂类分解代谢减慢。研究发现，长期过量饮酒者血液总胆固醇、甘油三酯、低密度脂蛋白胆固醇均会明显升高。

第三章

运动改善血脂代谢

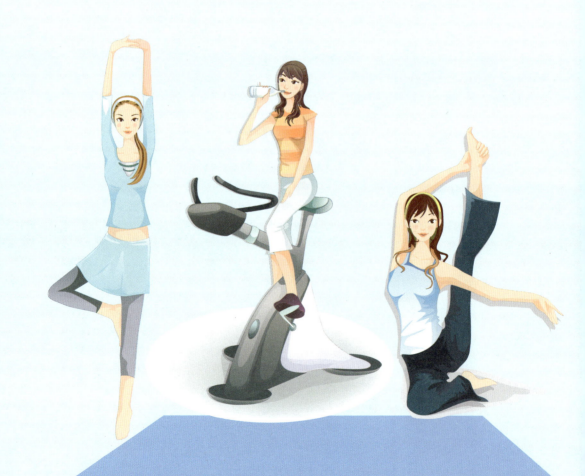

小知识

 血脂异常的治疗方法

☆ 血脂异常的治疗方法可以分为药物治疗和非药物治疗。

☆ 血脂异常的治疗方法也可以分为药物治疗、运动疗法和饮食治疗。

☆ 运动疗法和饮食治疗（调整饮食）都属于非药物治疗，它们是治疗血脂异常首先考虑采用的治疗方法。

药物治疗虽然可以使血脂异常状况得到一定程度的改善，但也会产生多种多样的副作用：包括出现皮肤潮红、胃肠不适、消化不良、便秘、肝转氨酶和肌酸激酶升高、肝细胞毒性作用、高血糖、高尿酸尿、痛风、胆石症、肌病，以及影响其他药物的吸收甚至导致非冠心病死亡等等。此外，它也增加了血脂异常人群的经济负担，因而许多血脂异常人群倾向于选择非药物治疗。

在非药物治疗中，运动疗法具有其他非药物疗法所不具备的许多优点：如费用较低、简便易行，在防治血脂异常的同时还可以不同程度地增强心肺功能及身体的其他功能、延缓衰老，有一定的防治骨质疏松、高血压等疾病的作用等等，因而深受广大血脂异常人群的喜爱。

第一节　耐力性运动对血脂的改善

运动对血脂异常防治具有良好作用，长期坚持体育锻炼的中老年人的血清总胆固醇、甘油三酯和低密度脂蛋白胆固醇浓度都明显低于同年龄的不运动的对照人群，而高密度脂蛋白胆固醇则明显高于不运动的对照人群。

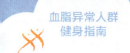

各种运动中,耐力性运动是预防和治疗血脂异常的一种有效的方法。走、慢跑、走跑交替、骑自行车、上下楼梯、爬山、游泳、划船、滑冰、滑雪、旱冰等需要持续一定时间的健身性运动,都属于耐力性运动。

耐力性运动可以使血脂发生有益性改变,运动者锻炼后血液总胆固醇水平平均下降0.26mmol/L（10mg/dl）,低密度脂蛋白胆固醇水平平均下降0.13mmol/L（5.1mg/dl）,高密度脂蛋白胆固醇水平平均升高0.03mmol/L（1.2mg/dl）。运动强度和运动时间都会影响血脂的改变。较低强度、较长时间的运动与较大幅度的血脂改善相关联。每周3～4次的中低强度的耐力性运动就可以引起血脂发生适宜性的改变。

同时,耐力性运动用于预防冠心病有一个阈值量,即:对健康成年人来说,要达到预防冠心病的目的,耐力性运动的最小运动强度应为50%最大摄氧量,每周运动3～4天,每次运动的持续时间为20～60分钟,每周的总能量消耗应达到1000～1500千卡。

一、走跑运动对血脂的改善

走跑运动包括慢走、快走、走跑交替、慢跑、快跑等多种形式。

（一）步行对血脂的改善

★ 采用步行锻炼改善血脂时,步行速度为每小时4.8～6.4千米,或以50%最大摄氧量强度步行,每天步行的时间在30分钟以上,每周锻炼次数在3次以上,都可以收到不同程度的血脂改善效果。

★ 适宜的步行运动才能引起血脂改变。每天步行的时间过短（不足30分钟）,或运动强度过低（40%心率储备）,不能够引起血脂发生明显改变。

适宜的步行运动可以引起血脂改善。例如,6个月的健步走（每次30分钟,每周锻炼7天）可以使中年男性的血清总胆固醇和甘油三酯浓度明显降低,高密度脂蛋白胆固醇浓度明显升高。6个月60%心率储备的步行锻炼（每次60分钟，每周锻炼5天）可以使患有血脂异常的绝经后妇女血清总胆固醇下降0.30mmol/L，甘油三酯下降0.12mmol/L。

步行锻炼时，在步行速度不同但每天步行距离相同的情况下，可以引起相似的血脂改变（图3-1）。此外，研究发现，每天步行的距离越长，血液高密度脂蛋白胆固醇升高的幅度就越大。但每天步行的时间过短则不能够引起血脂改善。例如，老年女性以60%心率储备步行（每天25分钟）锻炼10周后，血脂没有明显改变。

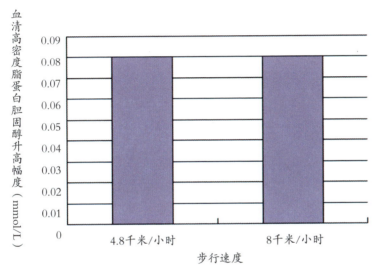

图3-1　不同步行速度对青年女性血清高密度脂蛋白胆固醇浓度的影响

（二）跑步对血脂的改善

★ 50%最大摄氧量强度的跑步运动就可以收到血脂改善的效果。

★ 男性跑步距离每增加1.6千米，血液高密度脂蛋白胆固醇水平升高0.008mmol/L（0.308mg/dl）。

★ 女性跑步距离每增加1千米，血液高密度脂蛋白胆固醇水平升高0.003mmol/L（0.133mg/dl）。

长期坚持跑步运动（每天跑步1小时以上）的中老年人血清总胆固醇、甘油三酯、低密度脂蛋白胆固醇浓度明显低于同年龄的不运动人群，而血清高密度脂蛋白胆固醇浓度则明显高于不运动的人群。

研究发现，每周跑步距离越长，血液高密度脂蛋白胆固醇浓度越高，血液总胆固醇、低密度脂蛋白胆固醇浓度以及总胆固醇与高密度脂蛋白胆固醇比值就越低。

只要每周运动时间足够，低强度的跑步运动也可以引起血脂改善。例如，老年人以50%最大摄氧量强度每天跑步30分钟，每周锻炼3～6次，9个月后，血清高密度脂蛋白胆固醇浓度明显升高，总胆固醇与高密度脂蛋白胆固醇的比值明显下降。

（三）走和跑对血脂的改善

★ 以50%最大摄氧量强度走和慢跑，每天走和慢跑的时间在30分钟以上，都可以收到不同程度的血脂改善效果。

★ 以相同的强度和时间进行走和慢跑锻炼时，血脂指标的变化具有一定的年龄差异。

长期坚持走和慢跑锻炼可以使正常人和冠心病患者的血清总胆固醇、甘油三酯和低密度脂蛋白胆固醇水平降低，高密度脂蛋白胆固醇水平升高。

研究表明，随着锻炼周期的加长，血脂改善的效果更好。1年中低强度（50%～70%最大摄氧量）走跑运动锻炼后中老年血脂异常人群血脂的变化如图3-2所示，2个月的锻炼后，血清高密度脂蛋白胆固醇水平升高了7%；6个月的锻炼后，高密度脂蛋白胆固醇升高了15%；而1年的锻炼后，高密度脂蛋白胆固醇升高了24%。血清总胆固醇浓度的下降也呈相似的趋势，2个月的锻炼后下降了0.29mmol/L（5%），6个月的锻炼后也下降了0.29mmol/L（5%），1年的锻炼后下降了0.44mmol/L（7%）。

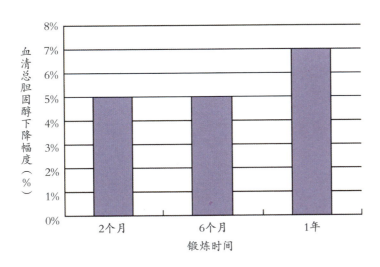

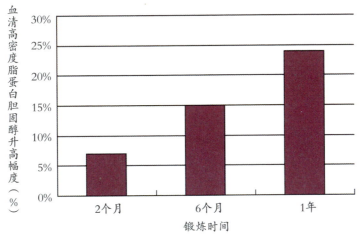

图3-2 走跑运动锻炼对中老年血脂异常人群血脂的影响

此外，以相同的强度和时间进行走和慢跑锻炼时，血脂指标的变化具有一定的年龄差异。例如，老年和青年男性以60%～85%心率储备强度走和慢跑3个月后，血液总胆固醇浓度都明显下降，而且老年男性的下降幅度（6%）明显大于青年男性（3%），高密度脂蛋白胆固醇浓度青年和老年男性的升高幅度相似；甘油三酯浓度只有老年男性明显下降。

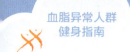

二、自行车运动对血脂的改善

与走跑运动锻炼相比，自行车运动是另一种常见的运动方式。

★ 采用自行车运动改善血脂时，50%最大摄氧量强度的自行车运动就可以引起血脂水平的改善。
★ 过低（45%最大摄氧量）强度或过高（80%~85%最大摄氧量）强度的自行车运动均无明显的改善血脂的作用。

健康老年人以50%最大摄氧量强度每天进行自行车运动60分钟，锻炼5个月后，血清高密度脂蛋白胆固醇比锻炼前升高了9.3%。

中等强度较高强度自行车运动在改善血脂方面更有效。例如，中青年男性每天以70%最大心率强度进行自行车运动40分钟，12周后血浆低密度脂蛋白胆固醇浓度下降了0.70mmol/L，而以85%最大心率强度运动的中青年男性的血浆甘油三酯、高密度脂蛋白胆固醇和低密度脂蛋白胆固醇浓度都没有明显改变。但如果运动强度过小，也不足以刺激机体引起血脂改变。例如，健康男性每天以45%最大摄氧量强度运动50分钟，18周后，所有血脂指标都无明显改变。

此外，以相同的强度和时间进行自行车锻炼时，血脂指标的变化没有明显的年龄、性别差异。

小知识

血浆·血清

☆ 一般正常人的血液总量约占体重的8%。血液是由血细胞和血浆共同组成的。血细胞是血液中的细胞成分，包括红细胞、白细胞、血小板三种。其中以红细胞所占比例最大。

☆ 血浆是一种淡黄色的液体，主要成分包括血浆蛋白，脂类，葡萄糖，激素，钠、钾、钙、氯等离子。血浆蛋白包括白蛋白、球蛋白、纤维蛋白原三种。

☆ 血清是血液自然凝固后得到的一种淡黄色透明的液体。

☆ 血清与血浆最大的区别在于：血浆中含有纤维蛋白原，而血清中没有纤维蛋白原，其余成分是基本相同的。

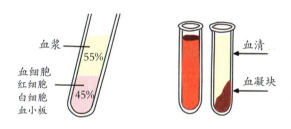

三、组合运动对血脂的改善

除了步行、跑步、骑自行车等单一形式的运动外，几种运动组合在一起，也可以收到较好的血脂改善效果。

例如，青年男性每天进行游泳、健美操、跑步、游戏四种方式的组合运动45分钟，每周锻炼3次，12周后，血浆总胆固醇浓度下降了5%，甘油三酯浓度下降了26%，高密度脂蛋白胆固醇浓度升高了8%（图3-3）。

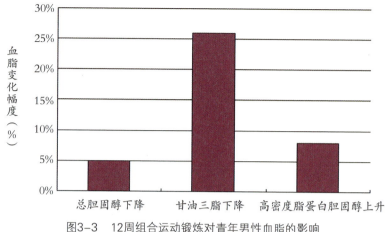

图3-3　12周组合运动锻炼对青年男性血脂的影响

患有血脂异常的男性每天进行跑步、骑自行车、划船、登台阶四种方式的组合运动1小时，3个月后，血清总胆固醇浓度下降了8.5%，甘油三酯浓度下降了24.7%，低密度脂蛋白胆固醇浓度下降了12.8%，血清高密度脂蛋白胆固醇浓度则升高了19.3%。

第二节　耐力性运动如何能够改善血脂

耐力性运动引起的血脂改善与血脂代谢的关键酶、受体的活性及其他因素的改变有关。

一、耐力性运动为什么能降低血液甘油三酯

耐力性运动引起血浆甘油三酯下降是由于一种名叫脂蛋白脂肪酶的活性升高，导致体内甘油三酯分解代谢加强的结果。

小知识

脂蛋白脂肪酶

☆ 脂蛋白脂肪酶是人体内甘油三酯（TG）分解过程中起关键作用的酶，它的主要功能是分解甘油三酯生成甘油和脂肪酸。

脂肪是运动中身体获得所需能量的重要来源。而耐力性运动，尤其是运动时间较长时，身体利用脂肪作为能源明显增多。血液中的游离脂肪酸不断被肌肉组织摄取用于提供能量，导致血浆游离脂肪酸的浓度降低。同时，肌肉组织内的脂肪分解加强，导致肌肉内储存的甘油三酯减少。这两方面的因素共同促进了脂蛋白脂肪酶的合成与分泌，导致脂肪组织和血浆中的脂蛋白脂肪酶活性升高，促进甘油三酯及富含甘油三酯的脂蛋白（乳糜微粒和极低密度脂蛋白）的分解而产生更多游离脂肪酸，结果使血浆甘油三酯水平下降。

耐力性运动引起脂蛋白脂肪酶活性升高进而导致血浆甘油三酯下降

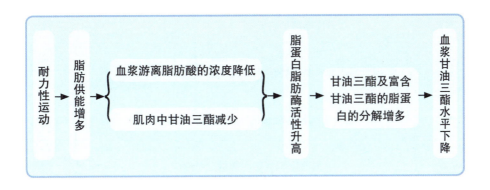

此外，耐力性运动还可以使肝脏合成甘油三酯减少，从而导致血浆甘油三酯浓度降低。

二、耐力性运动为什么能升高血液高密度脂蛋白胆固醇

耐力性运动引起高密度脂蛋白胆固醇合成增加是导致高密度脂蛋白胆固醇升高的重要原因。

首先，耐力性运动引起的血浆高密度脂蛋白胆固醇水平升高与脂蛋白脂肪酶活性的增加有关。脂蛋白脂肪酶活性升高在促进甘油三酯及富含甘油三酯的脂蛋白分解的同时，也为高密度脂蛋白的合成提供了原料，促使

高密度脂蛋白合成增多,这是耐力性运动引起高密度脂蛋白胆固醇水平升高的一个主要因素。

其次,耐力性运动引起的血浆高密度脂蛋白胆固醇浓度升高,还与卵磷脂胆固醇脂酰基转移酶的活性增加、肝脏脂肪酶的活性降低有关。卵磷脂胆固醇脂酰基转移酶和肝脏脂肪酶是脂肪代谢过程中的另外两种关键酶。研究表明,卵磷脂胆固醇脂酰基转移酶活性越高,肝脏脂肪酶活性越低,血液中高密度脂蛋白胆固醇水平就越高。

此外,高密度脂蛋白分解代谢减少也是导致高密度脂蛋白胆固醇升高的部分原因。

耐力性运动引起高密度脂蛋白胆固醇合成增加而分解减少

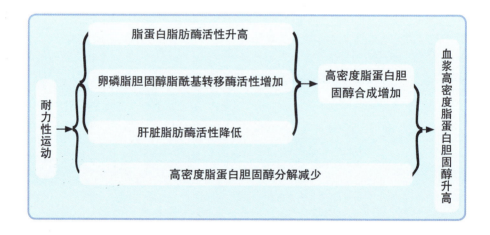

三、耐力性运动为什么能降低血液低密度脂蛋白胆固醇

耐力性运动引起低密度脂蛋白受体活性升高是血液低密度脂蛋白胆固醇浓度下降的重要原因。

在正常情况下,大约有2/3的低密度脂蛋白通过低密度脂蛋白受体这一途径进行分解代谢。低密度脂蛋白与低密度脂蛋白受体结合后进入细胞内进行分解代谢。研究发现,耐力性运动可以使肝脏低密度脂蛋白受体活性明显升高,增强了低密度脂蛋白胆固醇的分解代谢,从而使血液低密度脂蛋白胆固醇水平降低。

此外，耐力性运动还可以引起低密度脂蛋白的亚型分布改变。这与脂蛋白脂肪酶活性的升高和肝脏脂肪酶活性的降低有关。极低密度脂蛋白经分解代谢后转变为低密度脂蛋白，脂蛋白脂肪酶活性升高可以促进极低密度脂蛋白的分解代谢，使它转变为大而轻的低密度脂蛋白。同时，肝脏脂肪酶活性降低又可以减少小而密低密度脂蛋白的产生。小而密低密度脂蛋白含量降低，可以减少胆固醇在动脉壁的沉积，降低冠心病的发病率。

小知识

低密度脂蛋白的分型

☆ 低密度脂蛋白可以分为小而密低密度脂蛋白和大而轻低密度脂蛋白两种亚型。

☆ 其中，小而密低密度脂蛋白具有很强的导致动脉粥样硬化的作用。

耐力性运动引起低密度脂蛋白亚型分布改变及受体活性升高

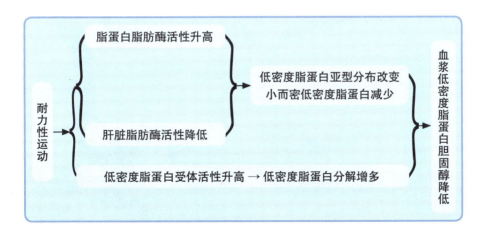

第四章

制订降血脂的目标

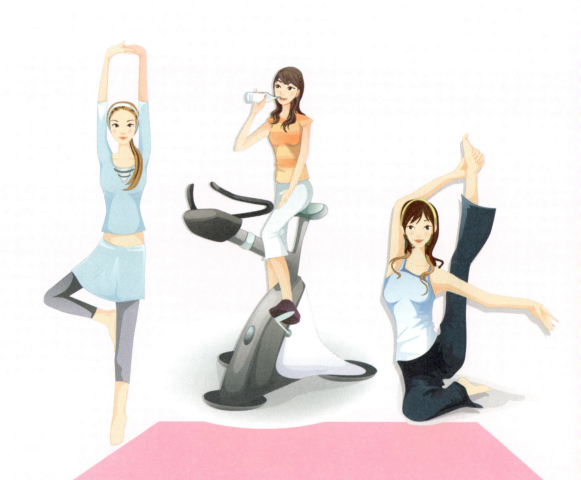

血脂异常是心血管疾病发生的主要原因，因此，预防和治疗血脂异常之前，一定要对心血管疾病的"综合危险"进行全面的评价，然后确定降血脂的目标。血脂异常的发生具有一定的年龄分布特点。因此，应从发生血脂异常的危险性较高的年龄开始筛选，以便有效预防心血管疾病的发生。

第一节　血脂异常筛选的适宜年龄

研究发现，血脂异常的发生具有一定的年龄分布特点。

成年人，无论是男性还是女性，血清总胆固醇水平都随着年龄的增加而升高，但是总胆固醇水平的变化又具有一定的性别差异。对于男性来说，血清总胆固醇水平从成年开始逐渐增高，到中年（45～59岁）时达到最高水平，以后保持稳定，75岁以后开始下降。对于女性来说，与男性相似，血清总胆固醇水平从成年以后也是逐渐升高的，但是绝经前血清总胆固醇水平低于男性；绝经后，其平均总胆固醇水平额外上升了0.26～0.52mmol/L（10～20mg/dl），所以绝经后女性的平均总胆固醇水平高于男性。

血清高密度脂蛋白胆固醇水平在成年后变化不大，但是女性略高于男性。

男性和女性的血清甘油三酯水平都是随着年龄的增加而上升的，女性在绝经期后这种增加趋势更为明显，但是大多数女性的血清甘油三酯水平仍然低于男性。

那么，对血脂异常的筛选从什么年龄开始比较合适呢？

★ 对血脂异常的筛选男性应该从中年开始，45～70岁这一年龄段的人群血清低密度脂蛋白胆固醇水平升高，有中度到高度的冠心病发病危险性。

★ 对血脂异常的筛选女性应该从绝经后开始，绝经后女性冠心病发病率明显上升，死亡率较年轻女性增加2.5～10倍。

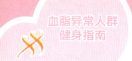

降低这两部分血脂异常人群的血脂，就可以有效减少冠心病事件的发生。

★ 对于年龄超过70岁的老年人，由于他们一般具有较高水平的冠心病事件的绝对危险性，因此降血脂治疗似乎在这一年龄范围的血脂异常人群中也能起到有效地降低冠心病事件危险性的作用。

第二节 血脂异常人群的危险评估

一、用于评估心血管疾病"综合危险"的危险因素有哪些

许多慢性疾病通常并不是由单一的一种原因引起的，往往是多种因素共同作用的结果，这些因素就叫做危险因素。像冠心病、脑梗塞、高血压、糖尿病等，都是由多个危险因素导致的疾病。而当这些危险因素得到控制之后，发生慢性疾病的危险也会相应减少或消失。例如，血脂异常就是冠心病最重要的危险因素，当血脂异常得到有效控制后，发生冠心病的危险也会相应减少。

由于血脂异常是心血管疾病的重要危险因素，因此，在预防和治疗血脂异常时，首先要对心血管疾病发病的"综合危险"进行全面的评价，然后决定应该采用什么样的防治措施。

小知识

什么是"综合危险"？

☆ 一个人发生心血管疾病的危险性不仅取决于某一危险因素的严重程度，而且取决于同时具有的危险因素的数目。

☆ 危险因素的数目和严重程度共同决定了一个人发生心血管疾病的危险性，称为综合危险。

由于预防和治疗血脂异常时要达到的目的是降低血液总胆固醇（或血液低密度脂蛋白胆固醇），因而总胆固醇（或低密度脂蛋白胆固醇）不能作为指标来评估心血管疾病的"综合危险"。

小知识

评估心血管疾病"综合危险"的危险因素

☆ 高血压
☆ 吸烟
☆ 低高密度脂蛋白胆固醇血症
☆ 肥胖
☆ 早发缺血性心血管疾病家族史
☆ 年龄

（一）高血压

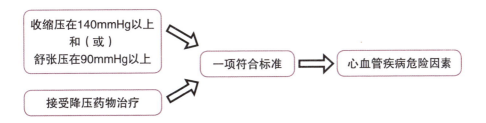

研究表明，高血压导致中国人心血管疾病的相对危险为3.4，在评估心血管疾病"综合危险"的六项危险因素中，高血压列居第一位。

（二）吸烟

吸烟导致中国人心血管疾病的相对危险约为2，在评估心血管疾病"综合危险"的六项危险因素中，吸烟列居第二位，仅次于高血压。

（三）低高密度脂蛋白胆固醇血症

| 血清高密度脂蛋白胆固醇水平低于1.04mmol/L（40mg/dl） | | 低高密度脂蛋白胆固醇血症 |

高密度脂蛋白胆固醇是能够降低心血管疾病发病危险的因素，也称为"保护性因素"。如果血清高密度脂蛋白胆固醇水平过低，就成为心血管疾病的危险因素。因此，在对心血管疾病"综合危险"进行评估时，低高密度脂蛋白胆固醇血症是六项危险因素之一。

| 血清高密度脂蛋白胆固醇水平在1.55mmol/L（60mg/dl）以上 | | "综合危险"评估时，减少一项其他危险因素 |

减少一项其他危险因素是指减少除了低高密度脂蛋白胆固醇血症之外的其他五项危险因素中的一项。也就是说，当血清高密度脂蛋白胆固醇水平高于1.55mmol/L（60mg/dl）时，可以采用五项危险因素对心血管疾病的"综合危险"进行评估。

（四）肥胖

| 体重指数（BMI）在28以上 |  | 肥胖 |

研究表明，肥胖可以独立导致心血管疾病的发生。

（五）早发缺血性心血管疾病家族史

一级男性直系亲属 在55岁以前 曾经发生过缺血性心血管疾病		
一级女性直系亲属 在65岁以前 曾经发生过缺血性心血管疾病		具有早发缺血性心血管疾病家族史

如果男性一级直系亲属是在55岁以后，或女性一级直系亲属是在65岁以后才发生缺血性心血管疾病，那就不属于具有早发缺血性心血管疾病家族史。冠心病和脑梗塞是最常见的缺血性心血管疾病。一级直系亲属是指一个人的父母和子女。

（六）年龄

男性年龄在45岁以上		
女性年龄在55岁以上		心血管疾病的危险因素

> **小知识**

代谢综合征

☆ 代谢综合征是多种与代谢相关的疾病在一个人体内聚集的一种状态。患有代谢综合征的人发生心脑血管疾病的危险性很高。

☆ 代谢综合征包括4个组成成分：①腹部肥胖（即中心型肥胖）；②血脂异常；③高血压；④高血糖（包括空腹或餐后血糖升高和糖尿病）。又被称为"死亡四重奏"。

☆ 代谢综合征的诊断标准如下：下列A、B、C、D四项中，如果有三项符合标准，即可诊断为代谢综合征。

A
在肚脐上方的位置测量腰围，男性在85厘米以上，女性在80厘米以上
或者
体重指数在28以上

B
血清甘油三酯在1.7mmol/L以上
或者
血清高密度脂蛋白胆固醇低于1.04 mmol/L

C
收缩压在130mmHg以上
和（或）
舒张压在80mmHg以上

D
空腹时血糖水平在6.1 mmol/L以上
或者
餐后2小时血糖在7.8 mmol/L以上
或者
患有糖尿病

二、血脂异常人群的危险分层

> **小知识**
>
> **什么是危险分层？**
>
> ☆ 血脂异常人群具有心血管疾病"综合危险"评估中的六项危险因素的数目和自身的血液总胆固醇（或低密度脂蛋白胆固醇）水平，共同决定了发生心血管疾病的危险，根据危险性的高低将血脂异常人群进行分类，这就是危险分层。
>
> ☆ 危险分层用于指导血脂异常人群的降脂治疗，根据危险分层的结果可以初步确定降脂治疗的方法，是采用饮食治疗、运动疗法还是药物治疗。

血脂异常人群的危险分层，共分为"低危险性""中等危险性""高危险性""极高危险性"4个层次（表4-1）。

表4-1 血脂异常的危险分层

危险因素	危险分层	
	总胆固醇5.18~6.19mmol/L（200~239mg/dl）或者低密度脂蛋白胆固醇 3.37~4.12mmol/L（130~159mg/dl）	总胆固醇超过6.22mmol/L（240mg/dl）或者低密度脂蛋白胆固醇超过4.14mmol/L（160mg/dl）
无高血压而且其他危险因素数目少于3个	低危险性	低危险性
有高血压或者其他危险因素数目在3个以上	低危险性	中等危险性
有高血压而且其他危险因素数目在1个以上	中等危险性	高危险性
有冠心病以及冠心病等危症	高危险性	高危险性

其他危险因素包括：年龄（男性在45岁以上，女性在55岁以上）、吸烟、低高密度脂蛋白胆固醇血症、肥胖和早发缺血性心血管疾病家族史。

冠心病等危症：有脑梗塞、闭塞性周围动脉粥样硬化、腹主动脉瘤等疾病；或有糖尿病。

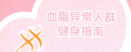

对于心血管疾病危险性为低危险性和中等危险性的血脂异常人群，可以采用饮食治疗、运动疗法进行降脂治疗。如果采取这两种措施后血脂没有达到降脂目标，应该同时开始进行药物治疗。对于心血管疾病危险性为高危险性的血脂异常人群，除了采用饮食治疗、运动疗法进行降脂治疗外，应该尽早采用药物进行降脂治疗。

第三节　降血脂的目标值

即使已经患有血脂异常，但是血脂水平不同，对健康的影响程度就不同；而且，在血脂水平相同的情况下，由于不同个体具有的心血管疾病的危险因素不同，对健康的影响程度也是不同的。因此，应该按照血脂异常的危险分层来确定降血脂的目标。

在进行降血脂治疗时，降低血液总胆固醇和低密度脂蛋白胆固醇水平是首要的目标。那么，以血液总胆固醇和低密度脂蛋白胆固醇水平为依据，血脂异常人群应该什么时候开始降脂治疗？降血脂治疗又应达到什么目标呢？

危险分层不同的血脂异常人群，开始降脂治疗的血脂水平和降血脂治疗需要达到的目标值有很大的不同。一般来说，根据血脂异常危险分层判定的危险性越高，开始采用饮食、运动或药物治疗的血液总胆固醇和低密度脂蛋白胆固醇水平就越低。

> **小知识**
>
> **危险分层不同，降血脂治疗的意义不同**
>
> ☆ 对于根据危险分层判定为高危险性和中等危险性的血脂异常人群，降低血液总胆固醇和低密度脂蛋白胆固醇水平可以减少冠心病的发生。
>
> ☆ 对于根据危险分层判定为低危险性的血脂异常人群，降低血液总胆固醇和低密度脂蛋白胆固醇水平不仅可以减少冠心病的发生，而且可以减缓冠状动脉粥样硬化的发展。研究表明，当血液低密度脂蛋白胆固醇水平低于1.9mmol/L（75mg/dl）时，动脉粥样硬化的进展即可停止。

一、低危险性人群的降脂目标是什么

（一）低危险性的意义

处于低危险性水平的血脂异常人群10年内心血管疾病的发病危险性低于5%。

（二）什么时候开始饮食、运动治疗

| 总胆固醇 | 在6.22 mmol/L（240mg/dl）以上 |

| 低密度脂蛋白胆固醇 | 在4.14 mmol/L（160mg/dl）以上 |

（三）什么时候开始药物治疗

| 总胆固醇 | 在6.99 mmol/L（270mg/dl）以上 |

| 低密度脂蛋白胆固醇 | 在4.92 mmol/L（190mg/dl）以上 |

（四）降血脂应达到什么目标

| 总胆固醇 | 低于6.22 mmol/L（240mg/dl） |

| 低密度脂蛋白胆固醇 | 低于4.14 mmol/L（160mg/dl） |

二、中等危险性人群的降脂目标是什么

（一）中等危险性的意义

处于中等危险性水平的血脂异常人群10年内心血管疾病的发病危险性为5%～10%。

（二）什么时候开始饮食、运动治疗

| 总胆固醇 | 在5.18 mmol/L（200mg/dl）以上 |

| 低密度脂蛋白胆固醇 | 在3.37 mmol/L（130mg/dl）以上 |

（三）什么时候开始药物治疗

| 总胆固醇 | 在6.22 mmol/L（240mg/dl）以上 |

| 低密度脂蛋白胆固醇 | 在4.14 mmol/L（160mg/dl）以上 |

（四）降血脂应达到什么目标

| 总胆固醇 | 低于5.18 mmol/L（200mg/dl） |

| 低密度脂蛋白胆固醇 | 低于3.37 mmol/L（130mg/dl） |

三、高危险性人群的降脂目标是什么

（一）高危险性的意义

处于高危险性水平的血脂异常人群10年内心血管疾病的发病危险性为10%～15%。患有冠心病或患有冠心病等危症的血脂异常人群属于高危险性人群。冠心病等危症是指患有脑梗塞、闭塞性周围动脉粥样硬化、腹主动脉瘤等疾病，或患有糖尿病。

（二）什么时候开始饮食、运动治疗

| 总胆固醇 | 在4.14 mmol/L（160mg/dl）以上 |

| 低密度脂蛋白胆固醇 | 在2.59 mmol/L（100mg/dl）以上 |

（三）什么时候开始药物治疗

| 总胆固醇 | 在4.14 mmol/L（160mg/dl）以上 |

| 低密度脂蛋白胆固醇 | 在2.59 mmol/L（100mg/dl）以上 |

（四）降血脂应达到什么目标

| 总胆固醇 | 低于4.14 mmol/L（160mg/dl） |

| 低密度脂蛋白胆固醇 | 低于2.59 mmol/L（100mg/dl） |

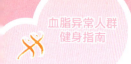

四、极高危险性人群的降脂目标是什么

（一）哪些人群属于极高危险性人群

极高危险性特指两种情况：① 患有急性冠脉综合征，包括不稳定性心绞痛和急性心肌梗死；② 患有冠心病，同时患有糖尿病。

（二）什么时候开始饮食、运动治疗

| 总胆固醇 | 在3.11 mmol/L（120mg/dl）以上 |
| 低密度脂蛋白胆固醇 | 在2.07 mmol/L（80mg/dl）以上 |

（三）什么时候开始药物治疗

| 总胆固醇 | 在4.14 mmol/L（160mg/dl）以上 |
| 低密度脂蛋白胆固醇 | 在2.07 mmol/L（80mg/dl）以上 |

（四）降血脂应达到什么目标

| 总胆固醇 | 低于3.11 mmol/L（120mg/dl） |
| 低密度脂蛋白胆固醇 | 低于2.07 mmol/L（80mg/dl） |

第四节　哪些人群易患血脂异常

根据研究，有10类人是血脂异常的高发人群。

小知识

易患血脂异常的10类人

☆ 有血脂异常家族史的人
☆ 肥胖人群
☆ 中老年人
☆ 35岁以上长期食用高脂、高糖膳食的人
☆ 绝经后妇女
☆ 长期吸烟、酗酒的人
☆ 久坐少动的人
☆ 患有高血压、糖尿病、脂肪肝等肝肾疾病的人
☆ 长期服用β-受体阻滞剂、糖皮质激素、利尿剂等药物的人
☆ 情绪易激动、精神长期处于紧张状态的人

一、有血脂异常家族史的人

血脂异常虽然不是一种遗传性疾病，但是却与遗传之间有着密切的关系。"家族性高脂血症"如家族性高胆固醇血症、家族性混合型高脂血症等常常具有明显的遗传倾向。因此，有血脂异常家族史的人群是血脂异常的高发人群。所以，如果亲属中有多人患有血脂异常时，一定要注意定期检查血脂。

因此，日常生活中常常见到这样一些人，他们虽然不存在饮食不当、缺少运动等问题，也没有血脂异常的其他危险因素，但是仍然患有血脂异常，这些人的血脂异常往往就是遗传因素作用的结果。

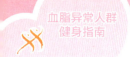

二、肥胖人群

肥胖的人身体内的胆固醇、甘油三酯的合成增加，导致血液总胆固醇、甘油三酯的水平升高，从而形成血脂异常。

> **小知识**
>
> **苹果形肥胖·梨形肥胖**
>
> ☆ 脂肪在身体内的大量堆积会导致肥胖。肥胖按脂肪堆积部位的不同可以分为中心型肥胖和外周型肥胖。
>
> ☆ 脂肪大量堆积在腹部而导致的肥胖，叫做中心型肥胖，表现为上半身比较胖，肚子比较突出，又被称为"将军肚"。男性的肥胖多数是中心型肥胖，从外观上来看，像一个苹果，所以又叫做苹果形肥胖。
>
> ☆ 脂肪大量堆积在臀部、大腿部而导致的肥胖，叫做外周型肥胖，表现为下半身比较胖。女性的肥胖多数是外周型肥胖，从外观上来看，像一个梨，所以又叫做梨形肥胖。
>
> ☆ 与梨形肥胖相比，苹果形肥胖的人更容易发生血脂异常、冠心病等心血管疾病。

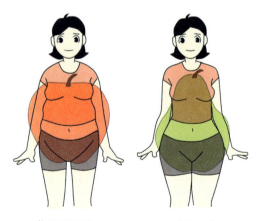

苹果形肥胖　　梨形肥胖

三、中老年人

不论男性还是女性，血脂水平都随着年龄的增加而增高的，中老年人群的血脂异常患病率明显增加，因此，中老年人是血脂异常的高发人群。所以，中老年人应该每年测量一次血脂，以便及早发现血脂异常，及早治疗。

四、35岁以上长期食用高脂、高糖膳食的人

长期食用高脂膳食会导致外源性的胆固醇和甘油三酯摄取过多，而长期食用高糖膳食会导致内源性的胆固醇和甘油三酯合成过多，结果使血液胆固醇、甘油三酯水平升高，从而形成血脂异常。

五、绝经后妇女

女性的血清总胆固醇和甘油三酯水平都是随着年龄的增加而上升的，而且在绝经期后这种增加趋势更为明显。这种绝经后血液总胆固醇和甘油三酯水平的升高与女性体内雌激素的减少有关。因此，绝经后妇女是血脂异常的高发人群。所以，女性在绝经后应该每年测量一次血脂，以便及早发现血脂异常。

六、长期吸烟、酗酒的人

长期吸烟或大量饮酒会导致血液总胆固醇、甘油三酯、低密度脂蛋白胆固醇浓度升高，因而长期吸烟、酗酒的人是血脂异常的高发人群。

七、久坐少动的人

随着社会经济的发展，交通工具的进步，电视、电脑、互联网使用的普及，人们的活动时间越来越少，久坐少动的生活方式越来越普遍。久坐少动的生活方式也会导致血脂异常的患病率增加。习惯于久坐的人血液总胆固醇和甘油三酯的浓度高于坚持体育锻炼者。因此，久坐少动的人是血脂异常的高发人群。

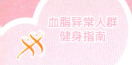

八、患有高血压、糖尿病、脂肪肝等肝肾疾病的人

有些患有高血压的人由于在治疗高血压时使用利尿剂，会导致血液总胆固醇水平上升或高密度脂蛋白胆固醇水平下降，从而形成血脂异常。

患有糖尿病的人，由于胰岛素作用的敏感性下降，导致血糖浓度升高，过多的血糖会促进肝脏合成的内源性胆固醇和甘油三酯增多，而分泌过剩的胰岛素又直接作用于肝脏，促进肝脏中甘油三酯的合成，抑制甘油三酯的分解，从而导致血脂异常。

肝脏是进行脂类分解与合成的重要器官，因此，肝脏疾病也会影响血脂水平。由于饮食过量、饮酒过量等因素，大量的脂类、糖类进入肝脏，因此，肝脏合成的内源性胆固醇和甘油三酯增多，在引起脂肪肝的同时，也导致了血脂的升高。血脂异常和脂肪肝又相互促进，血脂异常促进了脂肪肝程度的加重，脂肪肝又促进了血脂水平的进一步升高。

小知识

什么是糖尿病？

☆ 糖尿病是一种代谢性疾病，特点是胰岛素的分泌减少，或者是虽然胰岛素分泌正常，但是胰岛素作用的敏感性下降。

☆ 胰岛素是由胰腺β细胞分泌的一种具有降血糖作用的激素。

☆ 糖尿病有两种类型：1型糖尿病和2型糖尿病。其中，2型糖尿病的发生与缺乏运动、吃得过饱、过甜及过于油腻等不良生活方式有密切的关系。

九、长期服用β-受体阻滞剂、糖皮质激素、利尿剂等药物的人

治疗心脏等循环系统疾病的β-受体阻滞剂，会造成血液甘油三酯水平的上升；有些在治疗高血压时使用的利尿剂，会导致血液总胆固醇水平上升或高密度脂蛋白胆固醇水平下降，从而形成血脂异常。此外，糖皮质激素等药物也会影响脂类的代谢。因此，服用这些药物的人都是血脂异常的高发人群，应该定期测量血脂。

十、情绪易激动、精神长期处于紧张状态的人

人体一旦有兴奋、愤怒等情绪上的变化，或者是精神处于紧张状态，自主神经系统就会发挥调节作用，促进或抑制各种激素的分泌。例如，一种名叫去甲肾上腺素的激素分泌就会增加。这样，就会促进肝脏中内源性胆固醇和甘油三酯的合成增多，导致血脂异常，进而诱发冠心病、脑梗塞等疾病。

第五章

降血脂的健身计划与方法

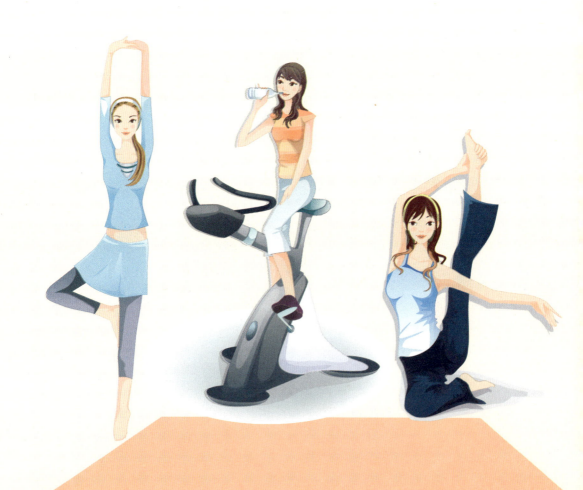

> **小知识**
>
> **血脂异常治疗的目的**
>
> ☆ 血脂异常治疗的目的在于通过降低血脂水平或调整血脂组成成分的比例来降低心血管疾病的发病危险性，预防和治疗心血管疾病，降低冠心病等心血管疾病的患病率和死亡率。

对于大多数血脂异常人群，运动健身的目的是控制血脂异常的进一步加重，降低血脂到正常范围或者是到目标范围，同时提高血脂异常人群的心肺机能，改善身体成分，延缓动脉粥样硬化的发生，降低冠心病等心血管疾病的患病率和死亡率。

第一节 降血脂健身计划应由哪几部分组成

> **小知识**
>
> **降血脂健身计划的组成**
>
> ☆ 降血脂健身计划应该包括运动方式、运动强度、运动持续时间、运动频率四项基本内容。
>
> ☆ 此外，一个完整的降血脂健身计划还应该包括注意事项这一内容。

一、什么是运动方式

运动方式是指运动健身时应该采用的手段和方法，也就是运动健身的内容。包括走、跑、骑自行车、上下楼梯、爬山、游泳、划船、滑冰、滑雪、旱冰，非竞赛性的篮球、排球、足球、羽毛球、乒乓球、网球、地掷球、门球、柔力球运动，力量练习，气功、舒心平血功、降压舒心操、太极拳、太极剑、木兰拳、木兰扇、五禽戏、八段锦、打腰鼓、扭秧歌等等。

运动方式多种多样，但并不是所有的运动方式都能起到降血脂的作用。运动方式主要依据实施健身计划的目的来确定。

二、什么是运动强度

运动强度是降血脂健身计划中最重要的内容。运动强度的大小是否恰当，直接关系到降血脂健身锻炼是否有效以及血脂异常人群锻炼时的安全。

降血脂健身计划中，应该根据血脂异常人群的特点，制订运动健身时应达到的有效强度和安全范围。

> **小知识**
>
> **决定运动强度大小的因素**
>
> ☆ 走、慢跑、跑等运动中，走或跑的速度决定了运动强度的大小。
>
> ☆ 骑自行车运动中，蹬车的功率或蹬车的速度决定了运动强度的大小。
>
> ☆ 爬山运动中，爬山时的坡度和速度决定了运动强度的大小。
>
> ☆ 力量练习中，所施加的阻力负荷重量决定了运动强度的大小。

三、什么是运动持续时间

运动持续时间是指每次运动所花费时间的长短。

运动持续时间与运动频率之间有着密切的联系。需要注意的是，运动强度小于50%最大摄氧量，每周运动少于3次，每次运动的持续时间不足10分钟，这样的运动健身计划不能够产生锻炼效果。

> **小知识**
>
> **一般健身锻炼时运动强度与时间的选择**
>
> ☆ 推荐成年人进行健身锻炼时采用中低强度、持续时间较长的运动，这样可以减少运动损伤的发生。

四、什么是运动频率

运动频率是指每周运动的次数。一般每周进行运动健身3~5次。

降血脂健身计划中，制订的运动频率应是血脂异常锻炼者能够坚持的，而且应该排在血脂异常锻炼者每日日程表的前几位。

第二节　运动健身前应进行哪些测试与评价

> **小知识**
>
> **运动健身前应进行的测试与评价**
>
> ☆ 体力活动准备问卷
> ☆ 一般情况调查
> ☆ 安静心血管机能测试
> ☆ 血液指标测试
> ☆ 体成分测试
> ☆ 运动负荷试验

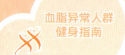

我们都知道"生命在于运动",但是,只有适度的运动才有益于健康,才能促进延年益寿。过度的运动不仅对健康有害,而且可能会引起运动损伤的发生。

虽然有多种多样的运动方式,但是血脂异常人群进行运动健身时需要注意的是,即使是像快走、慢跑、爬山等比较简单、不需要学习、很轻松就可以开始进行的运动,也应该在经过运动健身前相应的测试与评价之后再开始进行。如果一个人的动脉粥样硬化已经相当严重,由于运动会加大心脏的负担,因而在这种情况下即使是快走也有可能会引起心脏病的发作。因此,在开始运动之前进行一些测试与评价是非常必要的。

通过运动健身前的测试与评价,可以了解自己的身体状况。如果以前没有运动习惯的话就更应该进行运动健身前的测试与评价,这样才能放心地开始进行运动健身。

一、体力活动准备问卷

小知识

 体力活动准备问卷是运动健身前要通过的第一关

☆ 体力活动准备问卷适用于年龄在15～69岁之间的人群,它是准备参加中低强度活动的人所需要达到的最低标准。

☆ 只要是准备参加中低强度活动的人,应当在通过体力活动准备问卷调查之后再开始运动。如果没有通过,则需要进行医学检查后再开始运动。

体力活动准备问卷(PAR-Q)一共包括7个问题,用"是"或"否"来回答。如果7个问题的答案全部为"否",就可以进入下一步的测试与评价。只要其中有一个问题的答案为"是",就需要找医生进行进一步的检查和诊断。

体力活动准备问卷（PAR-Q）

1. 医生是否告诉过你，根据你心脏的情况，只能参加医生推荐的体力活动？　　　　　　　　　　　　　　　　　　　　　　是□ 否□
2. 当你进行体力活动时，是否感到过胸痛？　　　　是□ 否□
3. 在过去的1个月中，不进行体力活动时，你感到过胸痛吗？
　　　　　　　　　　　　　　　　　　　　　　　是□ 否□
4. 你是否曾因头晕而失去平衡或跌倒？或你曾失去知觉？
　　　　　　　　　　　　　　　　　　　　　　　是□ 否□
5. 你是否有因体力活动改变而加重的骨或关节疼痛、功能障碍等问题？　　　　　　　　　　　　　　　　　　　　　　　是□ 否□
6. 最近医生是否因心脏或血压问题给你开过药？　　是□ 否□
7. 你是否知道有其他原因使你不能参加体力活动？　是□ 否□

二、一般情况调查

一般情况调查的目的是初步了解是否患有血脂异常及除血脂异常之外的其他疾病的患病情况、服药情况、参加体育锻炼的基本情况等等。

（一）你知道自己患有血脂异常或其他疾病吗

1. 医生是否告诉过你患有血脂异常？　　是□　否□
2. 医生是否告诉过你患有高血压？　　　是□　否□
3. 医生是否告诉过你患有糖尿病？　　　是□　否□
4. 你是否发生过脑卒中（中风）？　　　是□　否□
5. 你是否得过其他疾病？如果有，请写出疾病名称：_____。

（二）你平时服用药物吗

你每天服用药物吗？　　　　　　　　　　是□　否□
▲ 如果有，请写出药物名称：_____。

> **小知识**
>
> **了解服用药物的情况是保障锻炼安全的基础**
>
> ☆ 有些药物会影响健身锻炼中的心率、血压、心电图的变化，为了保证健身锻炼的安全，需要了解血脂异常人群日常服用药物的情况。

对运动中心率、血压、心电图有影响的药物

药物

抗心绞痛药物
如硝酸甘油。使运动中心肌的耗氧量及心脏负担下降，运动中心率偏低，上升不到应有的高度，造成运动能力较高的假象。

β-阻滞剂
如心得安。由于交感神经的传导受阻，运动中心率、血压偏低，上升不到应有的高度，造成运动能力较高的假象。

利尿剂
如双氢克尿塞。由于引起低血钾，导致心电图中T波低平。

血管扩张药
如肼苯哒嗪。使血压降低，但使心率上升，从而诱发心绞痛，或引起心电图改变。

洋地黄类药物
如洋地黄毒甙。可引起心电图ST段下降，造成诊断错误。

（三）你参加体育锻炼吗

1. 你每周进行几次体育锻炼？
   5~7次 □　　3~4次 □　　1~2次 □　　0次 □
2. 你每次锻炼多长时间？
   30分钟以内 □　　30分钟~1小时 □　　1小时以上 □
3. 你平常体育锻炼的内容是：＿＿＿＿＿＿＿＿＿＿＿。

4. 你参加体育锻炼有_____年了。

这一调查主要了解血脂异常人群是否经常进行体育锻炼，锻炼的内容、每次锻炼的时间、每周锻炼的次数等情况。如果每周锻炼次数不足3次，每次锻炼时间不足30分钟，那就不是经常进行体育锻炼。

血脂异常人群是否参加体育锻炼，是制订降血脂健身计划时选择运动强度的参考依据。

三、安静心血管机能测试

安静心血管机能测试的内容包括安静心率、血压、心电图等测试，通过这一测试来了解血脂异常人群安静状态的心血管机能水平。

（一）安静心率

可以通过摸手腕部位动脉的脉搏、用听诊器在胸部听诊心跳次数、佩戴遥测心率仪等方式来测量安静心率。

需要注意的是，测量1分钟的脉搏获得的安静心率数值要比测量10秒钟的脉搏再乘以6获得的安静心率数值更为准确。

心率的正常值

| 安静心率 | 每分钟60～100次 |

（二）安静血压

安静血压应该由专业人员在血脂异常人群心情平静的情况下进行测量，测量应在1分钟内完成。

安静状态下的收缩压超过200mmHg和（或）舒张压超过110 mmHg时，不能进行健身锻炼。

血压的正常值

| 收缩压 | 低于130mmHg | 舒张压 | 低于85mmHg |

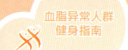

（三）心电图

安静心电图应该由专业人员在血脂异常人群平卧位进行测量。安静心电图基本正常，才能进行运动负荷试验。

四、血液指标测试

血液指标测试主要进行空腹血脂、血糖的测试。空腹血脂包括总胆固醇、甘油三酯、高密度脂蛋白胆固醇、低密度脂蛋白胆固醇四项。血液指标测试的目的是了解血脂异常人群的基础血脂水平，血糖测试的目的是了解是否同时患有糖尿病。

> **小知识**
>
> **通过血脂检测才能获知血脂水平**
>
> ☆ 血脂异常又被称为"无声的杀手"，在大多数情况下都无法自我察觉到。血液中脂类的含量，要通过采血对血液进行检测才能获得。因此，要了解血脂水平，必须进行血脂检测。

血脂的正常值

- 总胆固醇（TC） 低于5.18mmol/L
- 低密度脂蛋白胆固醇（LDL-C） 低于3.37mmol/L
- 甘油三酯（TG） 低于1.70mmol/L
- 高密度脂蛋白胆固醇（HDL-C） 高于1.04mmol/L

五、体成分测试

可用于测量体成分的方法很多，体重指数（BMI）和腰围是常用的比较便捷的体成分测量方法。腰围是在肚脐上方的位置测量获得的围度值，男性腰围在85厘米以上，女性腰围在80厘米以上，表明有腹部肥胖。体重指数的计算方法详见第50页的"小知识"。

体成分的正常值

体重指数 18.5~23.9　　**腰围** 男性小于85厘米，女性小于80厘米

六、运动负荷试验

运动负荷试验应在专业人员的指导下进行，运动负荷试验的目的是为了评定心脏功能能力（F.C.）。心脏功能能力评定的结果是制订降血脂健身计划的重要依据。二次台阶试验是一种常用的运动负荷试验。如果有条件时，可以进行递增负荷运动试验。

> **小知识**
>
> **功能能力有什么意义？**
>
> ☆ 功能能力水平的高低反映了一个人心脏功能的好坏。功能能力（F.C.）越大，表明心脏功能越好。

二次台阶试验时每人完成两次上下台阶的运动，每次运动采用的台阶高度相同、但上下台阶的频率不同。每次的运动时间是3分钟，第一次运动结束后，休息3分钟再进行第二次运动。每次运动结束后马上测10秒钟的心率，然后乘以6换算成1分钟的心率。不同年龄人群进行二次台阶试验时相应的台阶高度和上下台阶的频率如表5-1所示。

表5-1　不同年龄人群的二次台阶试验参数

人群	台阶高度	第一次上下台阶的频率	第二次上下台阶的频率
中年人	20厘米	22次/分	30次/分
老年人	15厘米	15次/分	25次/分

二次台阶试验后计算心脏功能能力的方法如下：

$$梅脱 = \frac{上下台阶频率 \times [2.4 \times (台阶高度/100) + 0.2]}{3.5} + 1$$

$$K = \frac{第二次上下台阶运动的梅脱值 - 第一次上下台阶运动的梅脱值}{第二次上下台阶运动后的心率 - 第一次上下台阶运动后的心率}$$

最大心率 = 220 – 年龄

心脏功能能力 = K × （最大心率 – 第一次上下台阶运动后的心率） + 第一次上下台阶运动的梅脱值

第三节　运动方式

血脂异常人群在进行降血脂运动健身时，应根据自己的年龄、性别、身体状况、运动习惯等个人情况来选择运动方式。如果有可能的话，最好能在专业的医师、健身指导员、健身教练等的指导下，根据他们设定的运动方式和运动强度进行运动。

一、哪些运动方式可以改善心血管功能

> **小知识**
>
> 改善心血管功能的运动方式有哪些？
>
> ☆ 周期性运动
> ☆ 球类运动
> ☆ 我国传统体育活动
> ☆ 力量练习

（一）周期性运动

各种运动方式中，周期性运动是最常用的改善心血管功能的运动方式。

周期性运动的分类

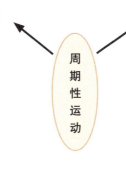

简单的周期性运动

走、跑、骑自行车、上下楼梯等运动属于简单的周期性运动。这类运动的特点是动作比较简单，对技术的要求不高，不仅容易掌握，而且运动强度容易控制，适用于身体机能水平较低的锻炼者、中老年人。

复杂的周期性运动

爬山、游泳、划船、滑冰、滑雪、旱冰等运动属于复杂的周期性运动。它们的运动强度不如简单的周期性运动容易控制，适用于身体机能水平较高的锻炼者。

周期性运动可以提高心血管功能，防治血脂异常、高血压、冠心病、糖尿病、肥胖病等疾病。

（二）球类运动

包括非竞赛性的篮球、排球、足球、羽毛球、乒乓球、网球，适合老年健身的地掷球、门球、柔力球等，这类运动属于非周期性运动，它们的趣味性、娱乐性大大高于周期性运动，但强度变化较大，适用于身体机能水平较高、有运动习惯的人群。

（三）我国传统体育活动

我国传统的体育活动有气功、舒心平血功、降压舒心操、太极拳、太极剑、木兰拳、木兰扇、五禽戏、八段锦、打腰鼓、扭秧歌等多种形式。它们对心血管系统疾病的防治有着良好的作用，不仅有利于保持或提高心肺功能，而且对改善平衡、协调功能，调整心情等都有一定的作用，比较适合中老年人进行健身锻炼。

（四）力量练习

研究表明，力量练习也可以用于患有心血管疾病人群的健身锻炼中。但是力量练习主要用于心血管疾病康复后期。进行力量练习的目的是为了使患有心血管疾病的人群得到维持日常生活所必要的力量。

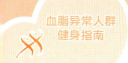

二、血脂异常人群如何选择运动方式

运动方式主要依据实施健身计划的目的来选择。合适的运动方式是获得良好锻炼效果的前提。能够改善身体机能的运动方式有许多种，如走跑锻炼、乒乓球、羽毛球、网球、游泳、骑自行车、跳交谊舞、跳绳、太极拳、秧歌、登山、健身操、力量练习等，但并不是所有的运动方式能使血脂异常得到有效改善。

（一）降血脂可以选择哪些运动方式

要想降低血液胆固醇和甘油三酯水平，在各种运动中，周期性运动是最有效的运动方式，可以选择走跑锻炼、骑自行车、登山等运动方式。此外，也可以根据身体情况选择适合的球类运动。血脂异常人群在选择降血脂的运动方式时，一定要结合自己的年龄、身体状况、运动习惯等个人情况来选择自己能够长期坚持的运动方式。

走跑锻炼是治疗血脂异常的一种有效的运动方式，是我们推荐血脂异常人群首选的运动方式。锻炼时可以先从快走开始，逐步过渡到走跑交替，再过渡到慢跑。就改善血脂异常而言，走跑锻炼简便易行，对锻炼场地的要求不高，易于控制运动强度而且有利于锻炼者坚持，是一种较好的改善血脂异常的锻炼方式。研究表明，2个月的走跑锻炼即可使血脂异常人群的血脂发生适宜性改变，高密度脂蛋白胆固醇水平升高，总胆固醇和极低密度脂蛋白胆固醇水平降低；6个月的走跑锻炼后，低密度脂蛋白胆固醇水平降低。

值得推荐的改善血脂的运动

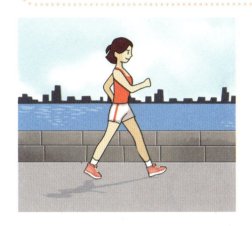

★ 慢跑

抬头、挺胸、收腹，双眼平视前方、两肩放松，两臂肘部弯曲成约90°，随跑动的节奏在身体两侧前后摆动，落脚时先前脚掌着地，紧接着是全脚着地。

跑步速度加快，步子加大，两臂摆动的幅度也应加大。

★ 快走

抬头、挺胸、收腹，双眼平视前方、两肩放松，两臂肘部弯曲成约90°随走步节奏在身体两侧前后摆动，落脚时先脚后跟着地，紧接着是全脚着地。

走路速度越快，步子越大，两臂摆动的幅度也应越大。

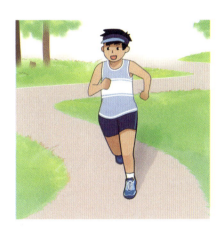

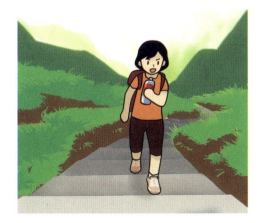

★ 登山

进行健身性质的登山，而不是比赛。注意登山速度不要太快，以免损伤膝关节。上山时身体重心要前移，步子不要太大，下山时也应注意控制速度不要太快。

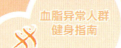

★ 骑自行车

骑自行车时不必负担自己的体重,运动时膝盖的负担较小,也是一种比较适宜的能够降低血脂的运动。

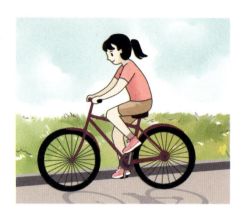

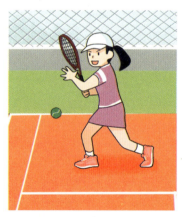

★ 打网球

与同伴进行健身性质的打网球,而不是比赛,或者是没有同伴的情况下自己对着墙壁击球,这种能够持续较长时间的网球运动,才是能够降低血脂的运动。

(二)增强心肺功能可以选择哪些运动方式

走跑锻炼、骑自行车、登山、游泳,以及各种球类运动、我国传统的体育活动都具有增强心肺功能的作用,但要根据血脂异常人群个体的情况来进行选择,要量力而行。

(三)发展肌肉力量耐力可以选择哪些运动方式

血脂异常人群如果想发展肌肉力量耐力,可以采用哑铃、沙袋等进行力量练习，力量练习的原则是负荷重量宜小不宜大，采用的负荷重量应该能完成8~15次的练习。力量练习中，举起负荷时呼气，放下负荷时吸气，练习中要避免憋气。

力量练习时主要由葡萄糖分解来提供运动中的能量，由于这种运动不会持续较长时间，所以不会有理想的降血脂的效果。

第四节 运动强度

一、如何评定运动强度的大小

运动强度是制订运动健身计划的关键。常用于评定运动强度的指标有心率、摄氧量、梅脱和自觉疲劳程度。

> **小知识**
>
> **运动强度常用的表示方法**
>
> ☆ 运动强度常用心率、最大摄氧量或最大心率的百分比、梅脱、自觉疲劳程度来表示。

（一）心率

心率（HR）是每分钟心脏跳动的次数。正常人在安静状态时，心率在每分钟60~100次之间。心率是最简易方便的评定运动强度的方法，也是最常用的表示运动强度的方法。

心率可以通过测定手腕部位的桡动脉、颈部的颈动脉脉搏来获得（图5-1）；也可以通过用听诊器在胸部听诊心跳次数、佩戴遥测心率仪、心电图测量来获得。常用心率或最大心率的百分比来表示运动强度。

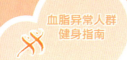

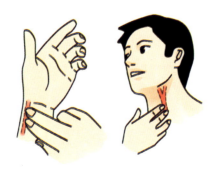

图5-1 测定桡动脉、颈动脉的脉搏

 小知识

最大心率

☆ 每个人的心率增加都有一个限度,称为最大心率(HRmax)。它随着年龄的增长而逐渐减少。

☆ 最大心率可以通过运动负荷试验测得,人体在做最大强度运动时所能达到的心率最高值即为最大心率。

☆ 最大心率也可以根据年龄来预测,通过公式计算获得最大心率的预计值,即最大心率(HRmax)=220−年龄。

(二)摄氧量

在肺换气过程中,气体由肺泡腔扩散进入肺毛细血管,供给人体消耗或利用的氧气量,称为摄氧量。

运动强度越大,摄氧量也越大。常用最大摄氧量($\dot{V}O_2max$)的百分比来表示运动强度。

> **小知识**

肺与肺泡

☆ 肺是人体重要的呼吸器官，它位于胸腔内，是进行气体交换的场所，分为左肺和右肺两部分。

☆ 支气管在肺内反复分支，可以达到23～25级，形成支气管树，构成了肺的主要结构，支气管树的末端就是肺最小的结构单位——肺泡。肺泡是执行气体交换功能的主要部位。

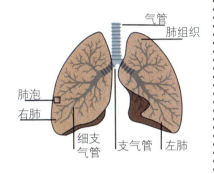

肺与肺泡

（三）梅脱

梅脱是"能量代谢当量"的英文缩写"MET"的音译词。

每公斤体重，从事1分钟活动，消耗3.5毫升的氧气，它的运动强度就是1梅脱。梅脱是运动健身中一个常用的评定运动强度的指标。

> **小知识**

1梅脱的活动强度有多大？

☆ 1梅脱的活动强度，相当于健康成年人坐位安静时的能量消耗水平。

☆ 换句话说，一个成年人安静地坐在椅子上，什么都不做，他（或她）的活动强度就是1梅脱。

像走、跑等运动可以直接根据公式计算出不同速度、坡度步行或跑步时的梅脱值。

> **小知识**
>
> 如何计算走、跑运动的梅脱值？
>
> ☆ 走的梅脱值计算公式：
>
> $$梅脱 = \frac{速度（米/分）\times 0.1 + 坡度（\%）\times 速度（米/分）\times 1.8}{3.5}$$
>
> ☆ 跑的梅脱值计算公式：
>
> $$梅脱 = \frac{速度（米/分）\times 0.2 + 坡度（\%）\times 速度（米/分）\times 0.9}{3.5}$$

（四）自觉疲劳程度

自觉疲劳程度（RPE）是用主观感觉来反映身体负荷强度的一种方法。自觉疲劳程度反映的并不是身体某一方面疲劳，而是运动中身体疲劳情况等的整体自我感觉。它可以在健身运动中比较方便地监测运动强度的大小。运动中对运动强度的自我感觉分为6～20级，共15个级别，详见表5-2。

表5-2 自觉疲劳程度（RPE）分级

RPE级别	自觉疲劳程度
6	
7	非常非常轻松
8	
9	非常轻松
10	
11	尚且轻松
12	
13	有些吃力
14	
15	吃力
16	
17	很吃力
18	
19	非常非常吃力
20	

自觉疲劳程度比较适用于成年人和有运动习惯的人，没有运动习惯的人最好在专业人员的指导下使用。

在健身运动中，可以使用心率与自觉疲劳程度相结合的方式来控制运动强度。尤其是当个体通过摸脉搏的方式测量心率有困难，或者是因为服用药物而影响了心率对运动强度的正常反应时，可以参照自觉疲劳程度来控制运动强度。

小知识

RPE值如何换算成心率？

☆ 不同强度运动时的RPE值乘以10，大致相当于运动中的心率。例如，RPE为15时，心率≈RPE×10＝15×10＝150，即心率在每分钟150次左右。

☆ 这种方法适用于年轻人，不适用于年龄较大的人。

二、降血脂健身时如何确定运动强度

小知识

运动强度是制订运动健身计划的关键

☆ 在运动健身计划制订过程中，确定运动强度是关键。

☆ 运动强度过小，就收不到运动健身效果；运动强度过大，又可能会诱发心脏病发作，甚至出现意外事故。因而适宜的运动强度至关重要。

研究表明，有氧运动强度要达到50%最大摄氧量以上，才能引起血脂的明显改善。因而，50%最大摄氧量强度是引起血脂改善的最低强度值。当运动强度超过70%最大摄氧量时，糖类是主要的供能物质，而当运动强度在70%最大摄氧量以下时，脂类被分解动员供能。因此，就动员脂肪供

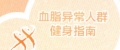

能、改善血脂而言，低于70%最大摄氧量强度的运动要比超过70%最大摄氧量强度的运动更具有优越性。

研究发现，50%～70%最大摄氧量强度范围内的有氧运动都可以引起血脂改善。而且，在这一强度范围内，运动强度不是影响血脂改善效果的主要因素，每次锻炼的持续时间比运动强度更为重要。低强度的走跑锻炼就可以收到较好的降低血脂异常的作用。因此，推荐血脂异常人群进行50%～60%最大摄氧量强度的运动，对于体质好、身体机能水平较高的血脂异常人群，也可以采用60%～70%最大摄氧量强度运动。

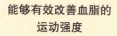 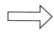 50%～70%最大摄氧量强度

小知识

 什么是有氧运动？

☆ 有氧运动是指人体在氧气供应充分的情况下进行的运动。运动中人体的能量供应方式为有氧代谢供能，糖类、脂肪是运动中能量的主要来源。

☆ 为了达到一定的健身效果，建议有氧运动时的心率为：（50%～85%）×最大心率。

（一）如何根据心率确定运动强度

根据心率确定运动强度有最大心率百分比法和心率储备法两种常用的方法。

1. 采用最大心率百分比法确定运动强度

运动健身时常用靶心率来控制运动强度。靶心率可以通过计算或测定获得。

小知识

靶心率（目标心率，THR）

☆ 在执行运动健身计划时，靶心率是掌握运动强度的常用指标。

☆ 靶心率是指锻炼者在进行运动健身时应该达到和保持的心率，也称为目标心率。

☆ 靶心率（目标心率）是一个心率范围，包括运动健身时应达到最低心率（最低强度）和不宜超过的最高心率（最高强度）。

(1) 通过公式计算获得靶心率

以最大心率的60%～80%作为血脂异常人群降血脂运动健身时的靶心率。

预期最大心率＝220－年龄
靶心率（目标心率）＝（60%～80%）×预期最大心率

推荐患有血脂异常的人群采用最大心率的60%～70%作为靶心率。体质好、身体机能水平较高的患有血脂异常的人群也可以采用最大心率的70%～80%作为靶心率。

★ 例如，一名50岁患有血脂异常的男性，以最大心率的60%～70%作为降血脂运动健身时的靶心率，计算如下：

预期最大心率＝220－年龄＝220－50＝170次/分

靶心率（目标心率）＝（60%～70%）×170＝102～119次/分

即降血脂运动健身时的心率应保持在102～119次/分的范围内。

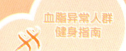

(2) 通过直接测定获得靶心率

如果有可能，可以通过运动负荷试验直接测得最大心率，然后以最大心率的60%～80%作为血脂异常人群降血脂运动健身时的靶心率。

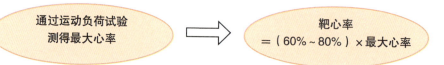

推荐患有血脂异常的人群采用最大心率的60%～70%作为靶心率。体质好、身体机能水平较高的患有血脂异常的人群也可以采用最大心率的70%～80%作为靶心率。

★ 例如，一名50岁患有血脂异常的男性，通过运动负荷试验测得最大心率为175次/分，以最大心率的60%～70%作为降血脂运动健身时的靶心率，计算如下：

靶心率（目标心率）＝（60%～70%）×175＝105～122次/分

即降血脂运动健身时的心率应保持在105～122次/分的范围内。

2. 采用心率储备法确定运动强度

以40%～60%的心率储备作为血脂异常人群降血脂运动健身时的靶心率。

心率储备＝220－年龄－安静心率
靶心率（目标心率）＝（40%～60%）×心率储备＋安静心率

推荐患有血脂异常的人群采用40%～50%的心率储备作为靶心率。体质好、身体机能水平较高的患有血脂异常的人群也可以采用50%～60%的心率储备作为靶心率。

★ 例如，一名60岁患有血脂异常的女性，安静心率为70次/分，以40%～50%的心率储备作为降血脂运动健身时的靶心率。

计算如下：

心率储备＝220－年龄－安静心率＝220－60－70＝90次/分

靶心率（目标心率）＝（40%～50%）×90＋70＝106～115次/分

即降血脂运动健身时的心率应保持在106～115次/分的范围内。

（二）如何根据梅脱确定运动强度

对进行了运动负荷试验的锻炼者，运动强度可以用梅脱来表示。一般以50%～70%功能能力（F.C.）作为血脂异常人群降血脂运动健身时的运动强度。

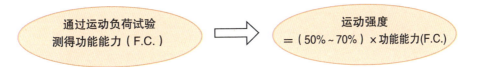

推荐患有血脂异常的人群采用50%～60%功能能力作为运动强度。体质好、身体机能水平较高的患有血脂异常的人群也可以采用60%～70%功能能力（F.C.）作为运动强度。

（三）如何根据自觉疲劳程度确定运动强度

推荐血脂异常人群降血脂运动健身时的运动强度为自觉疲劳程度（RPE）11～13，即在尚且轻松和有些吃力的范围内。

三、降血脂健身运动中如何控制运动强度

为了使降血脂健身运动中的运动强度既安全又能产生有益的降血脂效应，运动中应使用心率和自觉疲劳程度（RPE）来监测健身运动的强度。

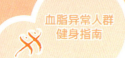

> 降血脂运动健身时心率应维持在靶心率的范围内
> 自觉疲劳程度（RPE）应保持在11～13的范围内

摸颈动脉或桡动脉（手腕部）脉搏是最简便易行的监测运动强度的方法，并且可以反映运动的进程。测桡动脉脉搏可避免由于用力按压颈动脉而引起的反射性低血压。运动中监测时，只需测定10秒钟的脉搏，将测得的数值乘以6，就可以得到1分钟的心率。如果有条件，可以使用遥测心率仪，这是更准确地监测运动中心率的方法。运动中应使心率维持在靶心率（目标心率）的范围内，自觉疲劳程度（RPE）保持在11～13的范围内，也就是在尚且轻松和有些吃力的范围内。如果运动后感到特别疲劳，睡眠不好或持续肌肉酸痛，即表明可能是运动量过大。

★ 例如，一名患有血脂异常的女性，准备进行降血脂运动健身，通过运动负荷试验得到的靶心率是96～115次/分，推荐的运动方式是快走。

那么，在进行快走锻炼时，她的心率应该保持在1分钟96～115次的范围内。如果心率低于1分钟96次，那就应适当加快行走的速度，如果心率超过1分钟115次，那就应适当减慢行走的速度。快走时的自觉疲劳程度应为尚且轻松或有些吃力。

小知识

 运动后心率

☆ 运动后心率的测定应在运动结束后立刻进行，因为运动结束后心率下降得非常快。

☆ 运动后即刻心率，即运动结束后立刻测得的心率，可以代表运动中心率的大小。

☆ 运动后即刻心率的测量也是摸颈动脉或桡动脉脉搏，同样只需测定10秒钟的脉搏，然后乘以6，就是1分钟的运动后心率。

> **小知识**
>
> 如何知道心血管功能增强了？
>
> ☆ 当锻炼者进行相同强度的有氧运动时心率降低了3~8次/分，运动时自动加快了慢跑或步行的速度，说明功能能力（F.C.）水平提高了，这提示心血管功能增强了。

第五节　运动持续时间

一、运动持续时间多长合适

运动持续时间就是每次运动所花费时间的长短。研究表明，降血脂运动健身时，每次运动的持续时间是影响血脂改善效果的重要因素，坚持运动6个月左右才能见到比较全面的血脂改善。因此，运动锻炼要持之以恒。

根据研究，每次降血脂运动时持续时间应达到30~60分钟。每次运动时的持续时间达到30分钟即可起到有效改善血脂异常的作用，运动持续时间达到60分钟时改善血脂异常的效果更好。

> **小知识**
>
> 选择什么时间进行降血脂运动健身合适？
>
> ☆ 一般选择饭后2小时进行降血脂运动健身比较合适。
>
> ☆ 不要在空腹或饥饿时进行降血脂运动健身，以免发生低血糖。
>
> ☆ 不要在刚吃饱饭、血液集中在胃肠道等消化器官时进行运动。这时运动不仅影响食物的消化，还容易发生腹痛、呕吐等症状。

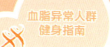

需要注意的是，每周运动少于3次，运动强度小于50％最大摄氧量，每次运动的持续时间不足10分钟，这样的运动健身计划不能够产生降血脂效果。

二、不要忘记准备活动和整理活动

每次进行降血脂运动健身前应有5～15分钟的准备活动，运动健身结束后也应有5～15分钟的整理活动，如果你以前没有运动习惯，那么在第一次进行运动健身时，准备活动和整理活动的时间应该适当加长一些。

（一）如何做准备活动

如果没有做准备活动就突然开始运动，有可能会导致岔气、抽筋、肚子痛、肌肉拉伤，等等。所以在运动健身前应该做一些适当的准备活动，这对于预防运动损伤的发生具有重要意义。尤其是在天气寒冷的时候，更应该认真做好准备活动。

准备活动的内容应将主要的关节和肌肉都包括在内。运动健身之前的准备活动一般包括以下内容：

(1) 步行。

(2) 在自行车上缓慢地、不费力地蹬车。

(3) 节律性的活动，如踮脚尖、抬腿、举臂、抬肩、上半身向下弯弯腰、转一转手腕、脚踝和膝等等，活动幅度应该在关节允许的范围内，而且不会引起疼痛。

准备活动的内容应该是与将要开始的运动相结合。例如，做完节律性活动之后，可以慢走作为快走的准备活动，以快走作为慢跑的准备活动。

小知识

 准备活动有什么作用？

☆ 准备活动的目的是逐渐增加血液循环和心率，使身体为即将开始的运动做好准备。

☆ 准备活动可以改善手腕、肘、肩、膝关节、踝关节等关节的活动幅度，拉伸肌肉和韧带，提高心肺功能，从而使身体能够适应将要开始的运动，有效预防运动损伤的发生。

（二）如何做整理活动

在运动结束时，如果突然停止运动，就会造成心率的急剧上升和血压的迅速下降，引发重力性休克。因此，运动健身结束后也要做些整理活动，继续保持身体的运动状态，逐渐停止运动。

> **小知识**
>
>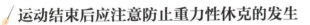
> 运动结束后应注意防止重力性休克的发生
>
> ☆ 人在跑步或骑自行车等运动突然停止后发生晕倒，就是重力性休克。
>
> ☆ 运动后的整理活动是防止重力性休克发生的有效措施。

整理活动可以帮助促进身体调整心率和血压逐渐恢复到接近运动前的水平，促进运动后疲劳的消除。

健身运动后的整理活动的目的是使心率逐渐下降，因此，前面用于准备活动阶段的内容也可以用于整理活动阶段。例如，快走结束后可以慢走作为整理活动，慢跑结束后可以先以快走作为整理活动，再过渡到慢走，此后还可以做一些节律性活动。

一般运动健身后的整理活动应该在心率下降到每分钟100次以下再结束。

第六节　运动频率

运动频率就是每周要运动多少次。要想使运动健身能够产生一定的效果，最小的运动频率是每周运动3次。对于初参加运动健身的血脂异常人群而言，这是一个适宜的运动频率。这样身体有足够的时间休息，并且有助于预防肌肉骨骼发生劳损。

在坚持运动的过程中，随着心血管功能的增强、功能能力（F.C.）的提高，运动频率可以增加为每周3~4次甚至更多。每周运动5次已足够使

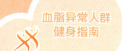

机体达到最佳的机能水平。需要注意的是，运动频率并不是越高越好，盲目地追求过高的运动频率有可能会引起劳损性病变。

因此，对于血脂异常人群，我们推荐每天运动1次，每周运动3~5次。最好能够达到每周运动5次。

小知识

运动频率要逐渐增加

☆ 对于没有运动习惯的血脂异常人群，刚开始运动时每次运动的持续时间不要太长，运动频率不要太高，以免身体不适应而感到很疲劳。

☆ 刚开始运动的第1~2周可以每天运动2~3次，每次运动10~15分钟，每周运动2天左右。待身体适应运动负荷后，再调整为每天运动1次，每次运动30分钟，每周运动3次。对于不同的个体来说，这一适应时间的长短不同，可能需要2~4周。

☆ 随着心脏功能能力的提高，运动频率可以增加为每周4~5次。一般来说，运动频率从每周3次逐渐增加为每周5次大约需要4周的过渡时间。

第七节　降血脂健身时有哪些注意事项

为了保证运动健身的安全，血脂异常人群进行降血脂运动健身时应注意以下事项：

1. 在天气非常寒冷或者是天气不好（如刮大风、下雨、下雪）、睡眠不足、身体状况不好的时候不要勉强自己，可以暂停运动。

2. 患感冒时最好不要运动。如果出现感冒或其他疾病、并发症恶化时，应该暂时停止运动，并对症治疗，等完全恢复后再重新开始运动。

3. 运动中的心率应该保持在设定的靶心率（目标心率）范围内，不要超过。

4. 运动过程中如果出现胸闷、头晕等不适症状，应该减慢速度，逐渐停止运动。

5. 要避免做需要爆发力或需要屏住呼吸的运动。

短距离快速跑这种运动不适合患有血脂异常的人，首先是它的降血脂效果很差，其次由于需要瞬间使用肌肉快速运动，所以会导致血压增高。

血脂异常人群进行降血脂运动健身时也不宜选择肌肉力量练习，第一是因为它的降血脂效果较差，第二是因为某些动作需要屏住呼吸全身发力，因此会引起血压升高。

此外，像排球、篮球、棒球这类集体性运动，由于通常很难按照自己的节奏进行，常常会出现运动中的心率超过靶心率的范围，所以还是不做这些运动为好。

6. 不要在刚吃饱饭后立刻就运动，应该在饭后2小时左右再开始运动。

7. 不要在运动一结束立刻就吃饭，应该在运动结束30分钟以后再吃饭。

小知识

为什么不能运动一结束就吃饭？

☆ 运动刚结束时人体的血液依旧大量集中在皮肤、肌肉等运动器官，胃肠道等消化器官仍然处于暂时性的缺血状态。为了使心肺功能恢复到相对平静的状态，胃肠道等消化器官恢复安静时的血液供应，做好消化食物的准备，运动结束后应至少休息30分钟以后再吃饭。

8. 不要在运动后立即洗热水澡，以免引发心肌缺血。

9. 同时患有高血压的血脂异常人群，运动前后注意监测血压，如果安静时收缩压超过180mmHg，或者舒张压超过105mmHg，应暂停运动。

10. 运动时要穿着比较舒适的运动鞋和透气性良好的服装。运动鞋不仅要透气性好，还应有一定的伸展空间，鞋底要有一定厚度，有较好的弹性，以减少运动时对下肢关节的撞击力。

11. 在进行降血脂运动健身的同时还要调整生活方式，例如，用骑自

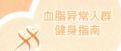

行车或步行代替乘公交车、出租车或开车，用爬楼梯代替乘电梯，少看电视等，日常生活中多活动，做到"能坐不躺，能站不坐，能走不站"。

调整生活方式

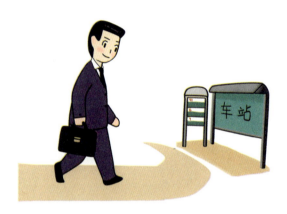

★ 步行去车站

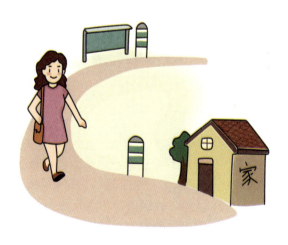

★ 提前一站下车走回家

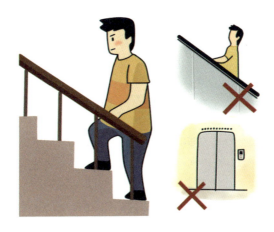

★ 爬楼梯，不使用电梯

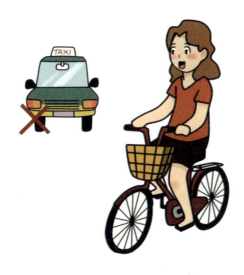

★ 不坐出租车，骑车去

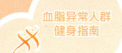

> **小知识**

 坚持运动才能获得良好的降血脂效果

☆ 进行降血脂运动健身要做到持之以恒，只有坚持运动才能见到降血脂的效果。

☆ 在开始降血脂运动2个月左右，血液总胆固醇开始下降，高密度脂蛋白胆固醇开始增加，但是低密度脂蛋白胆固醇的下降要在坚持运动的6个月左右才会出现，甘油三酯的下降出现得更晚。当然运动效果是因人而异的，也有些血脂异常人群血脂的下降不具有上述特点。

☆ 随着运动的持续进行，血液总胆固醇、低密度脂蛋白胆固醇、甘油三酯的浓度会继续下降，高密度脂蛋白胆固醇的浓度会继续上升。但是，一旦停止运动，血液总胆固醇、低密度脂蛋白胆固醇、甘油三酯的浓度就会上升，高密度脂蛋白胆固醇的浓度就会下降，又会恢复到原来的水平。

☆ 因此，维持降血脂效果的唯一方式就是坚持运动，决不能"三天打鱼，两天晒网"。

> **小知识**

 运动健身时要定期检查血脂

☆ 进行降血脂运动健身的第1年，每4～6个月检查一次血脂，如果能够达到降血脂的要求，就应该继续坚持运动健身。

☆ 进行降血脂运动健身的第2年，每6个月～1年检查一次血脂，并继续坚持运动健身，如果能够持续达到降血脂的要求，以后可改为每年检查一次血脂。

第八节　降血脂运动健身的适应证与禁忌证

一、降血脂运动健身的适应证有哪些

符合下列情况的血脂异常人群可以进行运动健身。

（一）原发性血脂异常人群

患有家族性高胆固醇血症、家族性混合型高脂血症等"家族性高脂血症"的人群，由于胆固醇和脂肪摄入过多、糖类摄入过多、饮食过多、久坐少动、体重增加、吸烟、饮酒等不良的饮食习惯和生活方式引起的血脂异常，都属于原发性血脂异常，是降血脂运动健身的适应证，可以进行运动健身。

（二）血脂异常合并高血压的人群

血脂异常人群同时患有轻、中度高血压，而且没有心脏、大脑、肾脏等重要器官的合并症，是降血脂运动健身的适应证，可以进行运动健身。

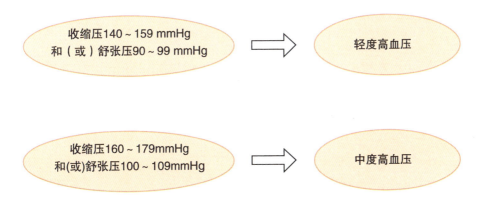

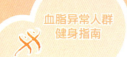

（三）血脂异常合并糖尿病的人群

血脂异常人群同时患有2型糖尿病，是降血脂运动健身的适应证，可以进行运动健身。

（四）血脂异常合并肥胖的人群

血脂异常人群同时患有单纯性肥胖，是降血脂运动健身的适应证，可以进行运动健身。

> **小知识**
>
> **什么是单纯性肥胖？**
>
> ☆ 单纯性肥胖是肥胖的一种，是由于摄食过多或久坐少动的生活方式引起热量摄入明显多于热量消耗，导致体内热量平衡失调，引起脂肪在身体内堆积，体重增加。

二、降血脂运动健身的禁忌证有哪些

有下列情况存在时，血脂异常人群不能进行运动健身。

（一）发热

血脂异常人群发热时体温超过38℃，是降血脂运动健身的禁忌证，不能进行运动健身。

（二）处于疾病的急性期

血脂异常人群处于疾病的急性期，如急性心肌梗死急性期，是降血脂运动健身的禁忌证，不能进行运动健身。

（三）全身情况不佳

1.安静时的心率超过每分钟100次。

2. 高血压患者舒张压超过110mmHg，低血压患者收缩压低于90mmHg。

3. 安静时有心绞痛发作。

4. 心脏病发作在10日以内。

5. 有严重的心律失常。

血脂异常人群有以上五种情况之一时，表明全身状况不佳，是降血脂运动健身的禁忌证，不能进行运动健身。

（四）器官功能失代偿

血脂异常人群有心力衰竭等器官功能失代偿的表现时，是降血脂运动健身的禁忌证，不能进行运动健身。

（五）剧烈疼痛，有大出血倾向

血脂异常人群身体某处或全身有剧烈的疼痛，运动会加重疼痛甚至引发休克；或者因患有白血病、过敏性紫癜等疾病，有出血倾向，运动有可能会引起大出血时，是降血脂运动健身的禁忌证，不能进行运动健身。

（六）身体虚弱，难以承受运动

例如血脂异常人群刚做完手术，身体非常虚弱，无法承受运动，因而是降血脂运动健身的禁忌证，不能进行运动健身。

（七）运动过程中可能发生严重的合并症

血脂异常人群如果患有动脉瘤，运动有可能会引起动脉瘤破裂而引发大出血，因而是降血脂运动健身的禁忌证，不能进行运动健身。

（八）患有癌症而且有明显转移倾向

血脂异常人群如果患有癌症而且有明显转移倾向时，运动可能会促进癌症的转移和扩散，因而是降血脂运动健身的禁忌证，不能进行运动健身。

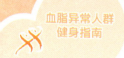

第九节　降血脂运动健身举例

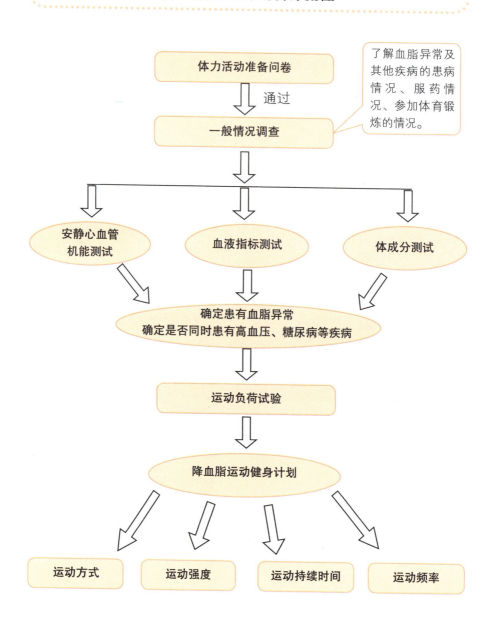

对于一名血脂异常患者，首先应进行体力活动准备问卷，通过后进行一般情况的问卷调查，了解血脂异常及血脂异常之外的其他疾病的患病情况、服药情况、参加体育锻炼的情况等，获得这名血脂异常患者的基本情况，初步了解这名血脂异常患者有无血脂异常，有无高血压、糖尿病及其他疾病，是否经常进行体育锻炼等。

在此基础上，进行安静心血管机能测试、血液指标测试和体成分测试。测试指标包括安静心率、血压和心电图，空腹血糖和血脂，身高、体重、体重指数和腰围。通过这些测试，进一步确认这名血脂异常患者是否确实患有血脂异常，并结合一般情况的问卷调查结果，排除糖尿病、肾脏疾病、肝脏疾病、甲状腺疾病等可继发引起血脂异常的疾病，同时还应了解这名血脂异常患者心血管疾病的患病情况，以保证运动负荷试验的安全进行。

确认这个人是血脂异常患者，并排除继发性血脂异常的可能性后，就可以进行运动负荷试验，测定功能能力（F.C.）和最大心率，然后制订降血脂运动健身计划。

根据功能能力的测定结果确定运动强度，即为50%~60%功能能力。取50%~60%功能能力所对应的心率作为这名血脂异常患者降血脂运动健身中的靶心率，指导他的锻炼。运动方式可以结合个人情况选择走跑锻炼（快走、慢跑或走跑交替）、骑自行车、登山、打网球，每次运动的持续时间应达到30~60分钟，每天运动1次，每周运动5天。

如果这名血脂异常患者有运动习惯，则也可以以60%~70%功能能力作为降血脂运动健身时的运动强度。

一、实例一

（一）一般情况调查

王XX，女，57岁，知道自己患有血脂异常，但不服用降血脂药；没有高血压和其他疾病，也没有血脂异常家族史。不吸烟，不喝酒，偶尔参加锻炼（快走、打羽毛球）。

（二）安静心血管机能测试

测试结果：安静心率为87次/分，安静收缩压为120mmHg，安静舒张压为74mmHg，安静心电图正常。

（三）血液指标测试

测试结果：空腹血糖为4.9mmol/L；空腹血脂检查结果为总胆固醇6.8mmol/L，甘油三酯1.86mmol/L，高密度脂蛋白胆固醇1.44mmol/L，低密度脂蛋白胆固醇2.06mmol/L。

（四）体成分测试

测试结果：身高162.4厘米，体重58.4千克，腰围78.5cm，体重指数22.1。

上述测试结果表明，王XX为血脂异常患者，无糖尿病，符合降血脂运动健身的条件。

（五）运动负荷试验

在上述测试的基础上，对王XX进行功率自行车递增负荷运动试验，测定她的心脏功能能力，并据此制订相应的降血脂运动健身计划。递增负荷运动试验方案如下：起始负荷为30瓦，每级负荷增加15瓦，每级持续3分钟，直到王XX达到最大负荷。王XX的递增负荷试验结果如表5-3所示。

表5-3 实例一递增负荷运动试验结果

负荷级数	负荷强度（瓦）	心率（次/分）	自觉疲劳程度（RPE）	梅脱
1	30	107	9	4.18
2	45	126	14	5.28
3	60	153	15	6.36
4	75	159	17	7.45

（六）制订降血脂运动健身计划

从表5-3可知，王XX的最大心率为159次/分，心脏功能能力为7.45梅脱。根据上述结果，取50%~60%功能能力为王XX的运动强度，即为3.73~4.47梅脱，相应的靶心率为101~114次/分，因此王XX的降血脂运动健身计划如下。

> **降血脂运动健身计划**
> ★ 运动方式：走跑锻炼。
> ★ 运动强度：运动中的靶心率（目标心率）应达到101～114次/分。
> ★ 运动持续时间：每次运动时的持续时间为30～60分钟，每次运动前后应有5～10分钟的准备活动和整理活动。
> ★ 运动频率：每天运动1次，每周运动5天。

运动健身时的注意事项见本章第七节。

二、实例

（一）一般情况调查

赵XX，女，62岁，知道自己患有血脂异常，但因害怕降血脂药的副作用而未服用降血脂药；患有高血压，服用一种名叫络汀新的降血压药；没有其他疾病；有高血压病家族史，但无血脂异常家族史。不吸烟，不喝酒，平常不锻炼。

（二）安静心血管机能测试

测试结果：安静心率为74次/分，安静收缩压为150mmHg，安静舒张压为76mmHg，安静心电图正常。

（三）血液指标测试

测试结果：空腹血糖为4.9mmol/L；空腹血脂检查结果为总胆固醇8.9mmol/L，甘油三酯2.58mmol/L，高密度脂蛋白胆固醇1.09mmol/L，低密度脂蛋白胆固醇4.16mmol/L。

（四）体成分测试

测试结果：身高159.2厘米，体重66.5千克，腰围86厘米，体重指数26.2。

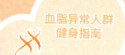

上述测试结果表明,赵XX为血脂异常患者,同时患有轻度高血压,无糖尿病,符合降血脂运动健身的条件。

(五)运动负荷试验

在上述测试的基础上,对赵XX进行功率自行车递增负荷运动试验,测定她的心脏功能能力并据此制定相应的降血脂运动健身计划。递增负荷运动试验方案如下:起始负荷为30瓦,每级负荷增加15瓦,每级持续3分钟,直到赵XX达到最大负荷。赵XX的递增负荷试验结果如表5-4所示。

表5-4 实例二递增负荷运动试验结果

负荷级数	负荷强度(瓦)	心率(次/分)	自觉疲劳程度(RPE)	梅脱
1	30	110	11	3.39
2	45	112	13	4.09
3	60	133	15	4.78
4	75	147	17	5.48

(六)制订降血脂运动健身计划

从表5-4可知,赵XX的最大心率为147次/分,心脏功能能力为5.48梅脱。根据上述结果,取50%~60%功能能力为赵XX的运动强度,即为2.74~3.29梅脱,相应的靶心率为98~108次/分。因此,赵XX的降血脂运动健身计划如下。

降血脂运动健身计划

★ 运动方式:走跑锻炼。

★ 运动强度:运动中的靶心率(目标心率)应达到98~108次/分。

★ 运动持续时间:每次运动时的持续时间为60分钟,每次运动前后应有10分钟左右的准备活动和整理活动。

★ 运动频率:每天运动1次,每周运动5天。

按该运动健身计划锻炼2个月后，赵XX血脂指标的变化如下：总胆固醇6.21mmol/L，甘油三酯2.27mmol/L，高密度脂蛋白胆固醇1.22mmol/L，低密度脂蛋白胆固醇3.65mmol/L。腰围85.2厘米，体重指数25.1。与2个月前的检查结果相比，血脂水平有了明显改善。

运动健身时的注意事项见本章第七节。

第十节 血脂异常合并其他疾病时的运动健身

一、血脂异常合并高血压时如何运动健身

> **小知识**
>
> **什么是高血压？**
>
> ☆ 高血压是一种以血压升高为主要临床表现的疾病。收缩压≥140mmHg以上和（或）舒张压≥90mmHg，称为高血压。
>
> ☆ 高血压可以分为原发性高血压和继发性高血压两大类。
>
> ☆ 病因不明的高血压，称为原发性高血压，占所有高血压的95%以上。
>
> ☆ 由某些确定的疾病或原因引起的血压升高，称为继发性高血压，约占所有高血压的不到5%。

根据血压升高水平，高血压又可以进一步分为轻度、中度和重度3级。血压水平和分级见表5-5。血压分级标准适用于任何年龄的成年人，男性和女性的标准一致。

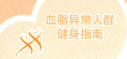

★ 如果收缩压和舒张压属于不同的级别时，应以较高的级别作为标准。

例如，测得一名男性收缩压为145mmHg（达到轻度高血压诊断标准），舒张压为105mmHg（达到中度高血压诊断标准），应诊断这名男性患有中度高血压。

表5-5 血压水平和分类

类别	收缩压（mmHg）		舒张压（mmHg）
理想血压	低于120	和	低于80
正常血压	低于130	和	低于85
正常高值	130～139	或	85～89
轻度高血压	140～159	或	90～99
中度高血压	160～179	或	100～109
重度高血压	在180以上	或	在110以上
单纯收缩期高血压	在140以上	和	低于90

高血压是多种心血管疾病的重要病因。高血压可以导致重要器官如心脏、大脑、肾脏的损害，最终导致这些器官的功能衰竭，是心血管疾病死亡的主要原因之一。

小知识

我国高血压的现状

☆ 目前我国的高血压患者已超过2亿，并继续以每年300万～400万的速度递增。

☆ 我国高血压患病率存在地区、城乡和民族差异，北方高于南方，沿海高于内地，城市高于农村，高原少数民族地区患病率较高。

☆ 高血压患病率的性别差异不大，青年期男性略高于女性，中年以后女性稍高于男性。

血脂异常与高血压之间有着极大的关联，血脂异常与高血压同时发生时，动脉粥样硬化就变得更容易恶化。

血压升高后，血管就总是在承受着过大的压力，因此，血管就变得容易被损伤。这时，血液中的物质就会通过受损的部位进入血管壁中。血液中的胆固醇一旦沉积于动脉血管壁中，就会逐渐形成动脉粥样硬化。血压一旦过高，不仅大动脉会受损发生粥样硬化，连小动脉也会损伤形成小动脉硬化，而小动脉硬化又会促进血压进一步升高，加速动脉粥样硬化的发生发展。

血压越高，血管就越容易被损伤；血液胆固醇水平越高，就越容易形成动脉粥样硬化。因此，血脂异常与高血压同时出现时，会促进动脉粥样硬化的病程，增加冠心病、脑卒中等心血管疾病的发病危险。

（一）运动健身的适应证

血脂异常合并高血压时运动健身的适应证
★ 正常高值血压
★ 轻度和中度的原发性高血压
★ 血压得到控制的重度原发性高血压
★ 同时患有血脂异常

如果高血压合并有心、脑、肾等重要器官的损害时，应待病情稳定后，再按照该器官的损害情况，制定运动健身计划。

（二）运动健身的目的

1. 降低正常高值血压者的血压，预防高血压的发生。
2. 降低交感神经的兴奋性，提高迷走神经的兴奋性，缓解小动脉痉挛，改善血液循环，降低外周阻力，降低收缩压和舒张压。
3. 降低血脂，减少高血压的危险因素，减少高血压的发作或减轻高血压的程度。

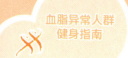

（三）运动强度

血脂异常合并高血压运动健身计划的总原则是运动强度宜小不宜大，宜采用中低强度的运动。血脂异常合并高血压时，如果有条件，最好根据运动负荷试验的结果来制订运动健身计划。

1. 如何根据心率确定运动强度

一般采用最大心率百分比法来确定运动强度。

> 靶心率（目标心率）＝（50%～70%）×最大心率

以最大心率的50%～70%作为运动健身时的靶心率。如果有条件，最大心率最好通过运动负荷试验测得。

2. 如何根据梅脱确定运动强度

一般以40%～70%功能能力（F.C.）作为运动健身时的运动强度。功能能力通过运动负荷试验测得。

> 通过运动负荷试验测得功能能力 ⇒ 运动强度＝（40%～70%）×功能能力

3. 如何根据自觉疲劳程度确定运动强度

推荐血脂异常合并高血压人群降血脂运动健身时的运动强度为自觉疲劳程度（RPE）11～13，即在尚且轻松和有些吃力的范围内。

（四）运动方式

1. 周期性运动

大肌肉群参与的周期性运动是血脂异常合并高血压运动健身时的主要运动方式，常用的运动有步行、走跑交替、慢跑、骑自行车、游泳等。

在运动健身的开始阶段，推荐血脂异常合并高血压人群首先选择步行作为运动健身方式，以后随着身体机能的增强，可以逐步过渡到走跑交替、慢跑、骑自行车、游泳等。

运动健身前应有适当的准备活动，例如，可以慢走作为快走的准备活动，以快走作为慢跑的准备活动。

2. 我国传统体育活动

血脂异常合并高血压人群可以采用太极拳、气功（多采用放松功）、舒心平血功等来进行运动健身，对降压有良好的效果。

（五）运动持续时间

在运动健身的开始阶段，每次运动时达到靶心率后运动20～30分钟。经过一段时间的锻炼，身体机能增强后，可以逐渐增加为每次运动时达到靶心率后运动30～60分钟。运动前应有5～15分钟的准备活动，运动后应有5～15分钟的整理活动。

（六）运动频率

在运动健身的开始阶段，每周运动3次。待身体机能增强后，可以逐渐增加为每周运动3～5次。

（七）运动健身时的注意事项

1. 运动前后注意监测血压，如果安静时收缩压超过180mmHg，或者舒张压超过105mmHg，应暂停运动。
2. 原来服用降压药者，运动健身的同时应该照常服药，可以根据血压的情况遵医嘱调整降压药物，但不能随意停用降压药。
3. 运动中的心率应该保持在设定的靶心率（目标心率）范围内，不要超过。

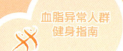

4. 运动健身时要全身放松，不要紧张用力，不要做过度弯腰的动作，不要长时间使头低于心脏的位置，不要参加竞赛性运动。运动要持之以恒。

5. 运动健身的同时应结合饮食行为控制，包括减少盐分的摄入，每人每天食盐摄取量以不超过6克为宜；减少脂肪的摄入，食物中脂肪摄入量应控制在总热量的25%以下；限制饮酒等。

需要注意的是，除了食盐之外，酱油、醋等调料、咸菜等食品中都含有盐分，因此，在减少食盐摄取的同时，还应减少酱油、醋等调料的使用，减少摄取咸菜等食品。

6.在日常生活中，高血压人群还应注意避免一些会引起血压升高的行为。包括睡眠不足、突然的情绪激动、突然从座位上或床上站起来、温度的急剧变化，如炎热的夏天回到室内直接吹空调等。

二、血脂异常合并糖尿病时如何运动健身

小知识

 什么是糖尿病？

☆ 糖尿病是一种以胰岛素分泌减少和（或）胰岛素敏感性下降为特征，表现为血液中的葡萄糖浓度升高的代谢性疾病。空腹血糖在7.0mmol/L（126mg/dl）以上，就可诊断为糖尿病。

☆ 糖尿病可以分为1型糖尿病和2型糖尿病两大类。

☆ 1型糖尿病多在青少年时期发病，2型糖尿病多在成年发病，其中，2型糖尿病占全部糖尿病患者的90%以上。

☆ 2型糖尿病的发病与生活方式关系密切，如缺乏身体活动、饮食过饱、过甜及过于油腻等等，属于生活方式疾病。

如果得了糖尿病，血糖浓度持续增高，而胰岛素的机能又下降，血液中多余的糖类就会被肝脏合成甘油三酯，导致血液甘油三酯水平增加，高密度脂蛋白胆固醇减少，即导致血脂异常。糖尿病患者会比健康人提前10年发生动脉粥样硬化。

糖尿病导致体内糖类、蛋白质、脂肪代谢异常，缺乏治疗可以导致死亡。在糖尿病早期没有明显症状时尤其应该引起注意。糖尿病可引起肾脏、神经、眼、心脏、血管等组织的病变。

> **小知识**
>
> **糖尿病的现状**
>
> ☆ 目前全世界有超过1.5亿糖尿病患者，我国现有糖尿病患者3000万人，居世界第二位。而且2型糖尿病的发病呈年轻化趋势。

（一）运动健身的适应证

血脂异常合并糖尿病时，应根据糖尿病的运动健身计划来进行运动健身。因为这种情况下的血脂异常大多属于继发性血脂异常，是由糖尿病引起的血脂升高。在糖尿病得到控制，血糖下降后，血脂也会随之下降。

> **糖尿病运动健身的适应证**
>
> ★ 2型糖尿病患者，没有糖尿病的合并症（酮症、低血糖症、肾脏病变、视网膜出血、感染、糖尿病足等）。

（二）运动健身的目的

1. 通过运动控制血糖，增加胰岛素受体敏感性，减少胰岛素需要量。
2. 促进脂肪代谢，降低血脂。

（三）运动强度

根据运动中糖供能的特点，糖尿病运动健身应以中等强度、较长时间的周期性运动为主。较长时间的活动，可以达到消耗血糖，提高胰岛素受体敏感性的目的。血脂异常合并糖尿病时，如果有条件，最好根据运动负荷试验的结果来制订运动健身计划。

1. 如何根据心率确定运动强度

一般采用最大心率百分比法来确定运动强度。

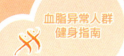

靶心率（目标心率）＝（60%～70%）×最大心率

以最大心率的60%～70%作为运动健身时的靶心率，如果有条件，最大心率最好通过运动负荷试验测得。

2. 如何根据梅脱确定运动强度

一般以50%～70%功能能力（F.C.）作为运动健身时的运动强度。功能能力通过运动负荷试验测得。

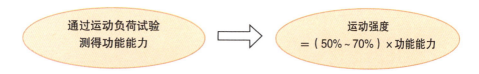

3. 如何根据自觉疲劳程度确定运动强度

推荐血脂异常合并糖尿病人群降血脂运动健身时的运动强度为自觉疲劳程度（RPE）11～13，即在尚且轻松和有些吃力的范围内。

（四）运动方式

1. 周期性运动

周期性运动是糖尿病运动健身的主要运动方式，常用的运动有步行、走跑交替、慢跑、骑自行车、游泳等。

在运动健身的开始阶段，推荐糖尿病患者首先选择步行作为运动健身方式，以后随着身体机能的增强，可以逐步过渡到走跑交替、慢跑、骑自行车、游泳等。

2. 力量练习

作为周期性运动的辅助手段，糖尿病患者可以进行躯干和四肢大肌肉群的力量练习，以提高糖耐量和胰岛素受体敏感性，增强肌力。

力量练习应采用较小负荷（最大负荷的40%～50%），每个动作重复10～15次，练习之间有短时间休息，每周2～3次。

（五）运动持续时间

在运动健身的开始阶段，每次运动时达到靶心率后运动20～30分钟。经过一段时间的锻炼，身体机能增强后，可以逐渐增加为每次运动时达到靶心率后运动30～60分钟。运动前应有5～15分钟的准备活动，运动后应有5～15分钟的整理活动。

（六）运动频率

在运动健身的开始阶段，每周运动3次。待身体机能增强后，可逐渐增加为每周运动5～7次。

（七）运动健身时的注意事项

运动健身前应先进行身体检查，尤其是心血管系统的检查，如果有其他合并症，应在专业人员的指导和监护下进行锻炼。

1. 原来服用降糖药的糖尿病患者，运动健身的同时应该照常服药，不要停止服用。

2. 糖尿病患者运动健身的时间以饭后为宜，一般为饭后1小时左右开始运动比较合适。

3. 运动中的心率应该保持在设定的靶心率（目标心率）范围内，不要超过。

4. 条件允许的情况下，运动前、中、后监测血糖，根据身体情况及时调整运动强度和运动持续时间。

5. 随身携带饼干、糖果、巧克力等方便食品，一旦出现低血糖，就立即吃。

6. 为了最大限度减少夜间低血糖的危险，晚上运动时，应该适当增加含糖食物的摄入量。

7. 运动健身时注意预防皮肤损伤。

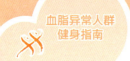

三、血脂异常合并肥胖时如何运动健身

小知识

肥胖是什么？

☆ 肥胖是一种以体内脂肪堆积过多和（或）分布异常为特征，表现为体重增加的慢性代谢性疾病。

☆ 遗传因素，高热量、高脂肪饮食，身体活动少是肥胖的主要原因。

☆ 肥胖按病因可以分为原发性肥胖和继发性肥胖两种类型。

☆ 原发性肥胖又称为单纯性肥胖，是指由于摄食过多或久坐少动的生活方式引起的肥胖。

☆ 继发性肥胖是由明确病因引起的肥胖，如下丘脑或垂体的炎症、肿瘤、创伤，皮质醇增多、甲状腺功能减退、性腺功能减退等导致的肥胖。它在整个肥胖人群中所占的比例不到5%。

肥胖常与2型糖尿病、高血压、血脂异常等集结出现，称为代谢综合征。肥胖是代谢综合征的代表性信号，在组成代谢综合征的疾病中，肥胖是唯一可以用肉眼识别出来的因素。肥胖不仅可以导致血脂异常，还可以诱发动脉粥样硬化以及由动脉粥样硬化伴发的冠心病、脑梗塞，而且也是高血压、2型糖尿病、胆囊炎、胆结石、骨关节疾病以及某些癌症的重要诱因或重要危险因素。而且对于所有这些疾病来说，如果肥胖再合并血脂异常的话，危险性就更高了。

按照体内脂肪分布的部位不同，肥胖也可以分为全身性肥胖、腹部肥胖和臀部肥胖三种。全身性肥胖的人，脂肪在体内的分布比较均匀；腹部肥胖的人脂肪主要堆积在腹部的皮下和腹腔内，因此又称为中心型肥胖，他们发生心血管疾病的危险性比较高；臀部肥胖的人脂肪主要堆积在臀部和大腿，又称为外周型肥胖，他们发生心血管疾病的危险性低于腹部肥胖。

> **小知识**
>
>
> **超重与肥胖的现状**
>
> ☆ 全世界约有3亿人肥胖，约10亿人超重。
>
> ☆ 在美国，约一半的成年人超重，每4个成年人中就有一个肥胖者。
>
> ☆ 我国肥胖的患病率也在迅速增加。据调查，我国目前20岁以上的肥胖患者达2000万人，超重者有1.5亿人。

（一）运动健身的适应证

血脂异常合并肥胖时运动健身的适应证
★ 血脂异常
★ 同时患有单纯性肥胖

肥胖的判断标准

常用的肥胖判断指标有体重指数（BMI）和腰围。

★ 体重指数（BMI）：根据我国的标准，体重指数在24以上为超重，在28以上为肥胖。

$$体重指数（BMI）=\frac{体重（千克）}{身高（米）\times身高（米）}$$

★ 腰围：腰围是在肚脐上方的位置测量获得的围度值，根据我国的标准，男性腰围在85厘米以上，女性腰围在80厘米以上表明有腹部肥胖。

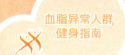

（二）运动健身的目的

1. 通过运动增加热量消耗，调节热量平衡，促进脂肪分解，减少体内脂肪储存量。

2. 促进脂肪代谢，降低血脂，预防肥胖的其他并发症。

（三）运动强度

根据运动时供能的特点，为了增加脂肪的消耗，减肥运动健身应以中低强度、长时间的周期性运动为主，以达到能量消耗目标从而减少身体脂肪。血脂异常合并肥胖时，最好根据运动负荷试验的结果来制订运动健身计划。

1. 如何根据心率确定运动强度

一般采用最大心率百分比法来确定运动强度。

$$靶心率/目标心率 = (60\% \sim 70\%) \times 最大心率$$

以最大心率的60%～70%作为运动健身时的靶心率，最大心率可以通过公式（最大心率＝220－年龄）计算获得，如果有条件，最好通过运动负荷试验测得。

2. 如何根据梅脱确定运动强度

一般以50%～70%功能能力（F.C.）作为运动健身时的运动强度。功能能力通过运动负荷试验测得。

通过运动负荷试验测得功能能力 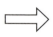 运动强度＝(50%～70%)×功能能力

3. 如何根据自觉疲劳程度确定运动强度

推荐血脂异常合并肥胖人群降血脂运动健身时的运动强度为自觉疲劳程度（RPE）11~13，即在尚且轻松和有些吃力的范围内。

（四）运动方式

1. 周期性运动

周期性运动是血脂异常合并肥胖运动健身的主要运动方式。常用的运动有步行、走跑交替、慢跑、骑自行车、爬山、划船等。

在运动健身的开始阶段，推荐血脂异常合并肥胖人群首先选择步行作为运动健身方式，以后随着身体机能的增强，可以逐步过渡到走跑交替、慢跑、骑自行车、爬山、划船等。降血脂和减肥需要长期坚持下去，因此应结合个人兴趣选择终生都能坚持的运动方式。

2. 球类运动

随着身体机能的增强，可从周期性运动逐步过渡到球类运动。

3. 力量练习

作为周期性运动的辅助手段，肥胖人群可进行躯干和四肢大肌肉群的力量练习，每周2~3次，每次10~15分钟，以增加肌肉重量。

（五）运动持续时间

在运动健身的开始阶段，每次运动时达到靶心率后运动30~40分钟。由于脂肪的利用在进行中低强度运动约20分钟后才显著增强，因此，要有效地消耗脂肪，运动持续时间至少应达到30分钟。经过一段时间的锻炼，身体机能增强后，可以逐渐增加为每次运动时达到靶心率后运动30~60分钟。运动前应有5~15分钟的准备活动，运动后应有5~15分钟的整理活动。

需要注意的是，肥胖而且功能能力（F.C.）水平较低的成年人在刚参加运动健身时，应采用每次运动5分钟，每天运动多次，累计达到30分钟的方式。随着功能能力的提高，可以调整为每天运动1次，每次运动时间

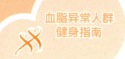

相应延长为达到靶心率后30～40分钟。

（六）运动频率

在运动健身的开始阶段，每周运动3次。待身体机能增强后，可逐渐增加为每周运动5～7次，最好能达到每周锻炼7次。

（七）运动健身时的注意事项

运动健身前应先进行身体检查，尤其是心血管系统的检查，如有其他合并症，应在专业人员的指导和监护下进行锻炼。

1. 1千克脂肪大约相当于7700千卡热量，成年人每日运动消耗热量应达到300～500千卡，每周应达到1000～2000千卡。

2. 适宜的减体重速度是每周0.5～1千克，减体重速度过快容易反弹。运动健身要持之以恒、长期坚持。

3. 运动中的心率应该保持在设定的靶心率（目标心率）范围内，不要超过。

4. 出现下列症状应停止运动：心跳不正常（心跳不规则、脉搏由快突然变慢）；胸部、上臂或咽喉部突然疼痛；上腹部疼痛或"烧心"；头晕目眩或头痛、出冷汗；严重气短；身体任何一部分突然疼痛或麻木；一时失明。

5. 运动健身的同时应结合饮食控制，减少通过饮食摄取的热量。即采用低糖、低脂肪饮食，保证足够的蛋白质、维生素、矿物质的供给。减肥期间每日热量摄入量应不低于1200千卡。

6. 调整生活方式，如用骑自行车或步行代替乘车，站立替代静坐，爬楼梯代替乘电梯，少看电视，少玩电脑游戏，少吃零食，少去饭馆吃饭等。

容易引起肥胖的生活方式

★ 吃得太快、吃得太多

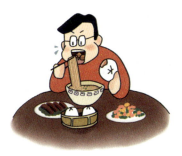

在感到"吃饱了"之前已经吃了太多的东西,导致肥胖。

★ 经常吃零食

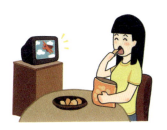

甜点、蜜饯、糖果都是高热量的,吃多了会转变成脂肪。

★ 经常吃夜宵

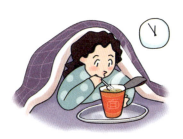

睡觉前加餐吃进去的食物,很容易转变成脂肪在体内堆积而导致肥胖。

★ 经常不吃早饭

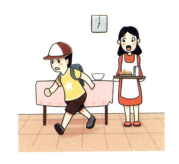

不吃早饭,午饭时身体反而会吸收更多的热量,导致肥胖。

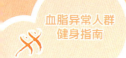

★ 经常饮酒过多

★ 身体活动太少

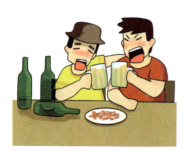

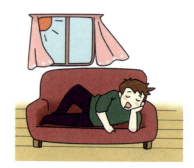

酒是纯热能食品,饮酒越多,酒的度数越高,摄入的热量就越多。

活动少导致摄取的热量多于消耗的热量,造成脂肪在体内堆积而肥胖。

第六章

制订有利于降血脂的膳食计划

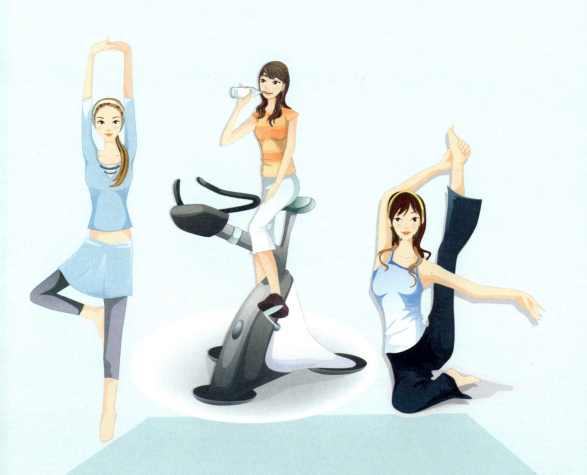

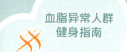
血脂异常人群健身指南

饮食治疗也有降血脂的作用。血脂异常人群在进行运动健身的同时也可以结合饮食治疗,二者同时进行的话,可以事半功倍,取得更好的血脂改善效果。

第一节　血脂异常人群的膳食评价

一、如何判断是否具有健康的生活方式

通过询问以下4个问题,可以帮助了解血脂异常人群的生活方式是否健康。

★ 你是否进食过多能够升高胆固醇的食物?
★ 你是否肥胖?
★ 你是否缺少身体活动?
★ 如果有肥胖或缺少身体活动,你是否有代谢综合征?

如果其中有一个问题的答案是"是",那就说明你的生活方式不健康。

二、如何进行血脂异常人群的膳食评价

血脂异常人群的膳食评价表(表6–1)可以帮助你了解是否摄入了升高胆固醇的食物及摄入情况。

表6–1　血脂异常人群膳食评价

项目	得分
1. 你最近1周每天吃肉是否不足75克:0=否,1=是	☐
2. 你吃肉的种类:0=瘦肉,1=肥瘦肉,2=肥肉,3=内脏	☐
3. 你最近1周吃蛋数量:1=0~3个/周,2=4~7个/周,3=7个以上/周	☐
4. 你最近1周吃煎炸食品(油饼、油条、炸糕等)的次数: 0=未吃,1=1~4次/周,2=5~7次/周,3=7次以上/周	☐
5. 你最近1周吃奶油蛋糕的次数:0=未吃,1=1~4次/周,2=5~7次/周	☐
总　　分	☐

注:按实际情况在☐内填写数字"0"~"3"。
　　总分小于3为合格;总分3~5为轻度膳食不良;总分大于6为严重膳食不良。

第二节 血脂异常人群的膳食治疗

> **小知识**
>
>
> **血脂异常人群的膳食原则**
>
> ☆ 血脂异常人群的膳食应遵循"四多""四少"的原则。
>
> ☆ "四多"是多吃富含蛋白质、维生素、不饱和脂肪酸和植物固醇、膳食纤维的食物。
>
> ☆ "四少"是低热量、低脂肪、低胆固醇、低糖膳食。

血液中的脂类主要来源于食物，饮食结构可以直接影响血脂水平。血液总胆固醇水平受饮食中胆固醇摄入量的影响，饱和脂肪酸可以增加胆固醇的合成，因此应减少饱和脂肪和胆固醇的摄取。不饱和脂肪酸虽然可以降低血液总胆固醇和低密度脂蛋白胆固醇水平，升高高密度脂蛋白胆固醇水平，但是摄入过多同样可以引起超重或肥胖。因此，血脂异常人群膳食中的不饱和脂肪酸也不宜过多。食用油应以植物油为主，每人每天的食用量不宜超过20克。

血脂异常人群膳食中的糖类应该主要从谷类、水果、蔬菜等食物中摄取，并适当控制纯糖类食物的摄入。

血脂异常人群应注意热量来源的分配比例：糖类应占总热量的55％～60％；蛋白质占总热量的15％左右；脂肪应控制在总热量的20％～30％。

富含可溶性膳食纤维的食物可以增加肠道中胆固醇的排泄，减少胆固醇的吸收，并增加低密度脂蛋白胆固醇的清除，降低血液总胆固醇水平，尤其是可以降低低密度脂蛋白胆固醇的水平。因此，血脂异常人群可以适当多吃一些。

此外，膳食中增加具有抗氧化功能的维生素（如维生素C、维生素E等）可以促进低密度脂蛋白胆固醇的代谢，防止动脉粥样硬化的发生。

血脂异常人群膳食治疗的目标如表6-2所示。

表6-2 血脂异常人群膳食治疗的目标

营养成分	膳食治疗的目标
总脂肪	总热量的20%~30%
饱和脂肪酸	不超过总热量的7%
不饱和脂肪酸	总热量的20%~24%
糖 类	不低于总热量的55%
膳食纤维	每天20~30克
蛋白质	约占总热量的15%
胆固醇	每天低于200毫克
总热量	达到保持理想体重

血脂异常人群的膳食方案：

★ 主食：一般成年女性每天摄入的主食量不宜超过400克；成年男性每天摄入的主食量不宜超过500克。身体活动水平较高的人可适当增加，肥胖者应酌情减少。各种米、面、杂粮等可以任意选择，但最好不要吃油炸食品、各种糕点和甜食，如油饼、油条、炸糕、奶油蛋糕、冰激凌等。

★ 肉类：不论男性和女性，每天的肉类食品量不宜超过75克。要尽量选择瘦猪肉、瘦牛肉、瘦羊肉、鱼类和鸡肉（去皮）、兔肉，尽量少吃或不吃肥肉、动物内脏（肝、肾、肺、肠等）和鸡皮等禽类的肉皮、鱼籽、鱿鱼、火腿肠等加工的肉制品。

★ 蛋类：每周吃3~4个。

★ 奶类：每天250克；牛奶、酸奶都可以，但应尽量少吃或不吃全脂奶粉、奶酪等奶制品。

★ 食用油：每天不宜超过20克；尽量选择植物油，如橄榄油、菜籽油、花生油、葵花子油、豆油、麻油、玉米油等。应尽量少吃或不吃棕榈油、猪油、牛油、羊油、鸡鸭油、奶油、黄油。

★ 新鲜蔬菜：每天400~500克。

★ 新鲜水果：每天50克。应尽量少吃或不吃加工的果汁、加糖的果味饮料。

★ 盐：每天不超过6克。

★ 豆类：每天吃黄豆30克，或豆腐150克，或豆腐干45克。应尽量少吃或不吃油豆腐、豆腐泡和素什锦。

血脂异常人群在按照适当比例摄取各种食物的同时，还应注意食物的多样化，即"食不厌杂"，不偏食。这样不仅有利于降血脂，而且能使人体获得全面的营养素，达到营养均衡的目标。

一、控制热量的摄入

不论食物中所含的胆固醇量有多少，只要饮食过量，也会导致血脂异常。

成年人每天热量的摄入与消耗基本上保持平衡。如果一顿饭吃得太多，因饮食过量而导致摄入的热量多于消耗的热量，出现热量过剩，体内的乙酰辅酶A就会增多，胆固醇、甘油三酯的合成就会增加，血脂水平就会升高，同时体重也会增加；而体重增加又会进一步促进血脂水平升高。

因此，血脂异常人群应该控制热量的摄入以达到热量的平衡，从而达到降低血脂，减轻体重的效果。

通过控制饮食量来控制热量的摄入，这时，那部分因吃得过多而合成的胆固醇、甘油三酯就被控制住了，血脂就会下降。

★ 为了控制热量的摄入，血脂异常人群需要注意每顿饭所吃食物的热量，少吃肥肉、五花肉、荤油等脂肪含量高的食物；尽量少吃或不吃加工的果汁，可乐、雪碧等加糖的饮料。

★ 改变晚餐丰盛和入睡前吃夜宵的习惯；少吃零食，限量饮酒。

★ 同时应注意控制食物的体积，每顿饭不要吃得太多，达到八成饱就行。

★ 此外，还应注意每顿饭不要吃得太快，以免在产生饱腹感之前已经吃进去太多的食物。

> **小知识**
>
> **热量平衡**
>
> ☆ 人体内的热量,一方面用于维持体温的恒定,另一方面作为能源用于维持各种生命活动的正常进行。每天的各种活动都要消耗热量。
>
> ☆ 人体的热量来源于每天所吃的食物,热量消耗包括基础代谢、身体活动、食物特殊动力作用三个部分。
>
> ☆ 成年人在正常情况下每日摄入的热量和消耗的热量应基本上保持平衡。
>
> ☆ 通过观察体重的变化就可以知道热量是否平衡。对于一名成年人,如果体重保持稳定,说明热量处于平衡状态;如果体重减轻,说明每天消耗的热量超过了每天摄入的热量;如果体重增加,则意味着每天所摄入的热量过多,超过了消耗的热量。

运动结合饮食控制将取得更好的降血脂和减体重效果。除运动之外,还要注意减少坐式活动的时间,包括少看电视,少玩电脑游戏,少坐电梯多爬楼梯等。运动结合饮食控制不但可以降低血液中胆固醇和甘油三酯的含量,还可以起到减肥的效果;而且,体重减轻本身也可以使体内过多的胆固醇和甘油三酯减少,从而有利于预防动脉粥样硬化。

二、减少胆固醇和饱和脂肪酸的摄入

膳食中饱和脂肪酸、胆固醇摄入过多,以及因膳食热量的摄入超过消耗而导致的热量过剩、超重和肥胖是影响血液总胆固醇水平的主要营养因素。因此,在控制热量摄入之外,血脂异常人群膳食治疗的另一重要内容就是降低饱和脂肪酸和胆固醇的摄入量。

肉类(尤其肥肉)、动物油(即荤油)、植物油(即素油)是中国人膳食中总脂肪的主要食物来源。脂肪摄入量过多可以导致体重增加、血脂水平升高,增加心血管疾病的危险性,因而脂肪摄入量不宜过高。血脂异常人群每天总脂肪的摄入量应小于总热量的30%。老年人每天总脂肪的摄入量应小于总热量的20%。

虽然大多数植物油能够提供较多的不饱和脂肪酸，但是它和动物油一样也能够提供较高的热量，而且有些植物油还含有一定量的饱和脂肪酸，因此，植物油也不应摄入过多。血脂异常人群的食用油摄入量每天不宜超过20克。

（一）如何减少饱和脂肪酸的摄入

脂肪酸按结构可以分为饱和脂肪酸和不饱和脂肪酸。猪肉、牛肉、羊肉等畜肉（尤其是肥肉）、猪油、牛油、羊肉、鸡鸭油等动物油，奶油糕点和棕榈油是中国人膳食中饱和脂肪酸的主要食物来源。饱和脂肪酸摄入过多会引起血液总胆固醇和低密度脂蛋白胆固醇水平升高，因此血脂异常人群应该尽量少吃上述富含饱和脂肪酸的食物。这不仅包括动物性食物，也包括部分植物性食物。

★ 在动物性食物中，肥猪肉、肥牛肉、肥羊肉、猪油、牛油、羊油、肉皮、黄油、奶油等，含有大量的饱和脂肪酸。

★ 在植物性食物中，椰子油和棕榈油也含有较多的饱和脂肪酸。

但是，也不能绝对不吃动物性脂肪。事实上，如果动物性脂肪和植物性脂肪不能均衡摄入的话，人体也无法保持健康。动物性脂肪也是人体所必需的。因为动物性脂肪中同时含有各类脂溶性维生素，包括维生素A、D、E等，动物性脂肪不仅是这类脂溶性维生素重要的食物来源，同时还可以促进脂溶性维生素在肠道的吸收。维生素A和维生素E还具有抗氧化作用，可以让血液畅通，防止低密度脂蛋白被氧化，因此可以预防动脉粥样硬化、冠心病、脑卒中等心血管疾病。一点动物性脂肪都不吃，必然会导致这些维生素缺乏。

（二）如何减少胆固醇的摄入

胆固醇主要存在于动物性食物中，植物性食物中没有胆固醇。不同动物性食物，胆固醇含量也不同。如每100克（2两）瘦猪肉的胆固醇含量为81毫克，肥猪肉为109毫克，猪腿肉为79毫克，猪肝为288毫克，猪肾为

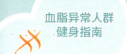

354毫克，猪心为151毫克；瘦牛肉为58毫克，牛腿肉为74毫克，牛肝为297毫克；鸡肉为106毫克，鸡肝为356毫克；鸭肝为341毫克。

胆固醇含量最高的是动物脑，其次为蛋黄、鱼籽，再次为动物内脏。例如，每100克（2两）猪脑的胆固醇含量为2571毫克，牛脑为2447毫克，鸡蛋黄为1510毫克，鸭蛋黄为1576毫克。

动物脑、蛋黄、蛋类、动物内脏、鱼籽、鱿鱼、墨斗鱼等动物性食物是中国人膳食胆固醇的主要来源。血脂异常人群每天胆固醇的摄入量应小于200毫克。因此，要少吃上述富含胆固醇的食物，鸡蛋每周不要超过4个。

降低饱和脂肪酸和胆固醇的方法

★ 多吃鱼、鸡肉、兔肉，少吃猪肉、牛肉、羊肉、蛋类、动物脑、蛋黄、动物内脏（肝、肾、心、肺等）、鱼籽。

★ 多吃植物油（素油），少吃动物油（荤油）。食用油每天不宜超过20克。

★ 多吃黄豆及豆腐等豆制品，少吃西式蛋糕、面包和快餐食品。

★ 奶类选择鲜奶或酸奶，用脱脂奶粉、低脂奶粉代替全脂奶粉，少吃奶酪和黄油。

小知识

 控制好晚餐很重要

☆ 晚餐吃了多少，以及所吃食物中脂肪含量的多少对血脂水平也有影响。

☆ 晚餐吃得过饱，血糖水平升高和胰岛素分泌的增加会促进肝脏合成脂肪，引起血脂异常和肥胖等疾病。

☆ 高脂肪的晚餐，会使血脂特别是胆固醇浓度上升，逐渐沉积在动脉血管壁上，导致动脉粥样硬化的发生。

☆ 因此，晚餐要吃八分饱，要吃得清淡一些，不宜过饱和过于油腻。

三、多吃粗粮少吃甜食

血脂异常人群的主食应以谷类为主，粗细搭配，少吃精米、精面，适当多吃些粗粮。成年女性每日主食的摄入量不宜超过400克，成年男性不宜超过500克。肥胖者的主食量应酌情减少。各种米、面、杂粮等可以任意选择，但最好不要吃油炸食品、各种糕点和甜食，如油饼、油条、炸糕、奶油蛋糕、冰激凌等；要适当多吃燕麦、玉米、小米、莜面等粗粮。

（一）多吃粗粮可增加膳食纤维的摄入

全谷类食物、粗粮中所含的膳食纤维和植物固醇可以适当降低血液胆固醇水平，并能通过减慢胃排空增加饱腹感，进而减少总热量的摄入。

★ 血脂异常人群应吃一些比较清淡的主食。米饭、馒头、花卷、发糕、素面条、粥都是较好的选择，同时可适当摄入玉米、小米、燕麦等粗粮。粗粮本身脂肪含量很低，而且含有较多膳食纤维，可减少脂肪的吸收。方便面、酥饼、千层饼、抛饼、馅饼、饺子、灌汤包等主食含有较多的脂肪，所以这类主食应尽量少吃。

★ 各种糕点、小吃中，苏打饼干、全麦饼干是较好的选择；面包、蛋糕、月饼、酥皮点心、炸薯片、炸薯条等的脂肪含量较高，应尽量少吃。

小知识

什么是膳食纤维？

☆ 膳食纤维的本质是糖类，它是食物中不能被人体消化吸收的多糖。

☆ 膳食纤维包括果胶、藻胶、豆胶、纤维素、半纤维素、木质素等。

☆ 膳食纤维虽然不能被人体消化吸收，但是对人体具有重要意义，可以降低血液中胆固醇的含量，从而起到预防和治疗血脂异常、动脉粥样硬化、冠心病的作用；也可以刺激肠蠕动，防治便秘，预防大肠癌；还可以帮助预防糖尿病和减肥。

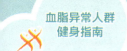

膳食纤维能够刺激肠蠕动，缩短食物通过小肠的时间，同时可以吸附食物中的胆固醇，使肠黏膜对胆固醇的吸收率下降，并且有利于促进胆固醇的排泄，从而减少内源性胆固醇的合成。因此膳食纤维具有降低血液中胆固醇的作用。多吃富含膳食纤维的食物还可以通过减慢胃排空增加饱腹感，减少总热量的摄入，既可以起到减肥的作用，又不至于产生明显的饥肠辘辘的感觉。此外，膳食纤维还可以减少小肠对糖的吸收，降低血糖浓度，因而可以用于糖尿病的防治，所以血脂异常人群应该多吃富含膳食纤维的食物。

膳食纤维可以分为能够溶解于水的可溶性膳食纤维和无法溶解于水的不可溶性膳食纤维。其中，具有较强的降低血液中胆固醇作用的是可溶性膳食纤维。果胶、藻胶、豆胶都是可溶性膳食纤维。果胶通常存在于水果和蔬菜中，藻胶来源于海藻，豆胶来源于豆类种籽。纤维素、半纤维素、木质素是不可溶性膳食纤维，主要存在于全谷类食物（如麦麸、米糠）、蔬菜和坚果中。

★ 膳食纤维主要来源于谷类、薯类、豆类、蔬菜、水果等植物性食物。
★ 谷类的外皮，如麦麸、米糠含膳食纤维较多。
★ 不光吃白米，也要吃些糙米，可以增加膳食纤维量。
★ 适当吃些全麦面包，可以增加膳食纤维量。

小知识

 膳食纤维也不是多多益善

☆ 成年人每天膳食纤维的需要量为25～35克。一般情况下，只要每天适当吃些粗杂粮、蔬菜和水果，不吃过分精制食物，就可以满足身体对膳食纤维的需要。

☆ 虽然膳食纤维具有多种良好的作用，但是，膳食纤维摄入过多，也会对人体造成不良影响。因而也不是多多益善。

☆ 膳食纤维不影响维生素的吸收，但是会影响人体对钙、铁、锌等矿物质的吸收。

☆ 膳食纤维摄入过多，还会影响人体对蛋白质的消化吸收。

（二）如何减少甜食的摄入

糖类的代谢产物（乙酰辅酶A）是胆固醇和甘油三酯的合成原料，因此，如果糖类摄入过多，会导致内源性的胆固醇和甘油三酯合成增多，从而导致血脂水平升高。同时，多吃甜食引起体重增加，也会造成血脂水平升高。因此，血脂异常人群应少吃甜食。

此外，白糖、红糖、方糖、冰糖等纯糖类食物每天的摄入量应控制在10克以下，最好只吃白糖或红糖。白糖中所含的糖类（蔗糖）要比米饭、面条等主食中所含的糖类（淀粉）更容易分解而被人体吸收，摄入过多更容易引起血脂升高。

多吃粗粮少吃甜食

★ 少吃精米、精面，适当多吃些玉米、小米等粗粮，粗细搭配。

★ 减少白糖、红糖等纯糖类食物的摄入；尽量少吃或最好不吃冰激凌、雪糕等冷冻甜品，糖果、果脯、蜜饯类食品、蜂蜜，各种中西式的点心，奶油蛋糕等食品；尽量少喝可乐、雪碧、橙汁、汽水等饮料。

四、多吃鱼少吃肉、蛋

（一）多吃鱼可增加不饱和脂肪酸的摄入

虽然都是动物性脂肪，但是猪肉、牛肉、羊肉等肉类中含有大量的饱和脂肪酸。鱼类不仅蛋白质含量高，脂肪含量低，一般为1%～3%，而且富含不饱和脂肪酸，达到80%以上，其中包括EPA（二十碳五烯酸）和DHA（二十二碳六烯酸）。不饱和脂肪酸参与胆固醇代谢，具有降血脂的作用，因此血脂异常人群应该适当多吃些鱼肉，少吃些猪肉、牛肉、羊肉。但是鱿鱼和虾含胆固醇较高，最好少吃。血脂异常人群每天鱼肉、猪肉或牛羊肉等的摄入量不宜超过75克。

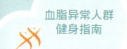

> **小知识**
>
> **EPA和DHA是什么？**
>
> ☆ EPA（二十碳五烯酸）和DHA（二十二碳六烯酸）属于不饱和脂肪酸，主要含在深海鱼中。
>
> ☆ 植物油中有一种名叫亚麻酸的不饱和脂肪酸，也可以在体内转变成EPA和DHA。
>
> ☆ 富含EPA、DHA的鱼主要有青鱼、金枪鱼、大马哈鱼、沙丁鱼和一些海产鱼。
>
> ☆ 每周吃两次富含EPA、DHA的鱼可以降低成年人猝死的发生率和冠心病的病死率。

经常吃鱼不仅可以提供EPA和DHA，还可以减少饮食中富含饱和脂肪酸的食物的摄入。研究发现冠心病患者每天摄入150克鱼可以减少冠心病的病死率。

（二）少吃肉，吃肉要选"低脂肉"

血脂异常人群选择肉类时要选"低脂肉"，即使是吃猪肉、牛肉、羊肉等畜肉，或鸡肉、鸭肉等禽肉，也要选择脂肪含量少的肉类或部位。

肉类食物中的脂肪含量因动物种类、肥瘦程度、部位和加工方式等不同有很大的差异。

★ 以种类来说，猪肉脂肪含量最高，即便是瘦猪肉，其脂肪含量也比瘦牛肉、鸡肉、兔肉高。但是肉鸡的脂肪含量较高，要尽量少吃。例如，肥猪肉脂肪含量可以达到90%，瘦猪肉为6.2%，瘦牛肉为2.3%，瘦羊肉为4.3%。

★ 以部位来说，猪肉、牛肉、羊肉等里脊肉的脂肪含量最少而蛋白质含量最高，腿肉次之，排骨肉（脂肪含量在20%以上）、五花肉（脂肪含量在30%以上）、肉皮（脂肪含量可达50%以上）的脂肪含量较高。例如，猪里脊脂肪含量为7.9%，猪前肘为31.5%，猪五花肉为35.3%。

★ 以加工方式来说，各种加工肉制品（肉肠类）的脂肪含量较高，各种肉类灌肠中的脂肪含量为20%~30%，中式香肠可以达到40%~50%。

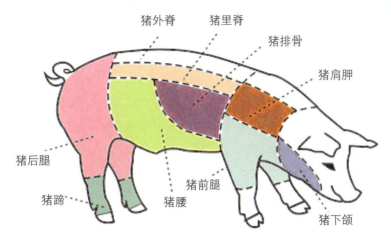

图6-1 猪肉分割部位及名称

此外，动物脑、动物内脏（肝、肾、肺、肠等）、鱼籽的胆固醇含量也比较高。

因此，在选择肉类的时候，如果选对了肉的种类和部位，就不会过多摄入动物性脂肪。选择猪肉和牛肉时，应选后腿肉或里脊肉，而且要选择瘦肉。

（三）少吃蛋类以限制胆固醇的摄入

> **小知识**
>
> **哪些蛋白质是优质蛋白质？**
>
> ☆ 动物蛋白大部分是优质蛋白质，包括禽肉（例如鸡肉）、瘦畜肉（例如瘦猪肉）、鱼类、蛋类（例如鸡蛋）、奶类。
>
> ☆ 植物蛋白中大豆蛋白是优质蛋白质。日常所吃食物中，黄豆和黄豆制品，如豆浆、豆腐等都是优质蛋白质。

鸡蛋、鸭蛋等蛋类中含有优质蛋白质，但是同时也含有较高的胆固醇，血脂异常人群在进行饮食治疗的时候，每天胆固醇的摄入量应控制在200毫克以内，而1个鸡蛋中的胆固醇含量约为300毫克，那么，鸡蛋可以吃吗？

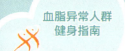

> **小知识**

 血脂异常能吃鸡蛋吗？

☆ 鸡蛋中含有优质蛋白质，而且，在所有的优质蛋白质食物中，鸡蛋不仅蛋白质的含量高，而且蛋白质的吸收、利用率也是最高的，因而，鸡蛋的蛋白质营养价值很高。而且，鸡蛋蛋黄中含有的卵磷脂参与脂肪的吸收和转运，可以促进胆固醇的溶解和排泄，具有降血脂、防止动脉粥样硬化的作用。

☆ 因此，血脂异常人群可以吃鸡蛋。一般以隔天吃1个为好，即1周吃3～4个。当然，如果血液胆固醇值非常高的话，就要另当别论了。

> **小知识**

 多吃鱼少吃肉、蛋

鱼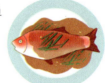

★ 每周至少吃2～3次鱼。鱼类中青鱼、金枪鱼、大马哈鱼、沙丁鱼和一些海产鱼含有的EPA和DHA尤其丰富，非常适合血脂异常人群食用。

★ 每天吃鱼肉、猪肉等肉类不宜超过75克。

★ 吃肉要吃"低脂肉"，尽量选择瘦猪肉、瘦牛肉、瘦羊肉、兔肉和鸡肉（去皮），尽量少吃或不吃肥肉、动物脑和内脏、鸡皮、鱼籽、鱿鱼、火腿肠等加工的肉制品。

★ 每周吃3～4个鸡蛋等蛋类。

五、多吃植物油少吃动物油

血脂异常人群要严格控制动物性脂肪和胆固醇的摄入，因此食用油应以富含不饱和脂肪酸的植物油为主，可以选择橄榄油、菜籽油、花生油、葵花子油、豆油、棉籽油、麻油、玉米油、麦胚油等植物油，这些植物油中，不饱和脂肪酸的含量在75%以上。

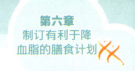

（一）多吃植物油可增加必需脂肪酸和植物固醇的摄入

植物油还能提供人体所需要的必需脂肪酸，并含有较多的植物固醇。但需要注意的是，血脂异常人群每日食用油的总量应控制在20克以下。

> **小知识**
>
> **必需脂肪酸**
>
> ☆ 必需脂肪酸是人体只能从食物中获得的不饱和脂肪酸。
>
> ☆ 必需脂肪酸参与胆固醇代谢，具有降血脂、防止动脉粥样硬化的作用。
>
> ☆ 人体所需要的必需脂肪酸有2种，那就是亚油酸和亚麻酸。
>
> ☆ 菜籽油、花生油、葵花子油、豆油、棉籽油、麻油、玉米油、麦胚油中含有丰富的必需脂肪酸。

植物性食物中没有胆固醇，但是存在结构上与胆固醇十分相似的物质——植物固醇。植物固醇不会导致动脉粥样硬化。而且在肠黏膜上，植物固醇可以竞争性抑制胆固醇的吸收并促进胆固醇的排出，因而具有降血脂作用。研究发现，每天摄取2.6克的植物固醇能使血液胆固醇和低密度脂蛋白胆固醇降低10%左右。因而血脂异常人群应该多吃富含植物固醇的食物。

★ 植物固醇是构成细胞膜的重要成分；植物油、坚果类、蔬菜和水果含有丰富的植物固醇。

★ 植物油是植物固醇含量最高的一类食物，其中，又以玉米油和麦胚油的植物固醇含量最高，高于其他植物油。

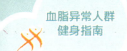

需要注意的是，虽然椰子油、棕榈油等也是植物油，但却含有较多的饱和脂肪酸，这两种植物油中的饱和脂肪酸含量在40%以上。因此这些油应尽量少吃或不吃。

> **小知识**
>
> **为什么素油也不能吃得太多？**
>
> ☆ 虽然大多数植物油（素油）富含不饱和脂肪酸和植物固醇，但是它和动物油（荤油）一样，也能提供较高的热量，因而也不能摄入过多。
>
> ☆ 1克植物油和1克动物油在体内产生的热量是基本相同的，都是9千卡，属于高热能食物，摄入过多后也会导致血脂异常、肥胖、冠心病等疾病。因而素油多吃无妨的观点是不正确的。
>
> ☆ 那么，一个人到底摄入多少植物油比较合适呢？一般来说，正常人每天摄入25～30克是比较适宜的。但是，血脂异常人群的植物油摄入量应相应减少，每天不应超过20克。

（二）少吃动物油以限制饱和脂肪酸的摄入

猪油、牛油、羊油、黄油等动物油，含有大量的饱和脂肪酸，它们的饱和脂肪酸含量在40%以上。此外，奶油的饱和脂肪酸含量也较高，也应尽量少吃或不吃。因此，血脂异常人群应尽量少吃或不吃动物油。

此外，人造黄油中含有氢化植物油，氢化植物油中含有反式脂肪酸，过多食用可以使血液胆固醇水平增高，因此应尽量避免食用。如无法避免，应尽可能选择氢化植物油含量低的人造黄油，即质地较软的人造黄油。因为氢化植物油的成分越高，人造黄油的质地就越硬。

> **小知识**
>
> 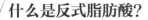**什么是反式脂肪酸？**
>
> ☆ 反式脂肪酸是植物油在氢化饱和过程中形成的副产物，存在于人造奶油、起酥油、酥饼、油炸快餐食品和一些人造黄油等食物中。
>
> ☆ 反式脂肪酸是一种具有坏作用的不饱和脂肪酸，不仅能使血液低密度脂蛋白胆固醇水平升高，而且还能降低血液高密度脂蛋白胆固醇水平，增加心血管疾病的危险。
>
> ☆ 因此，血脂异常人群应尽量减少反式脂肪酸的摄入，少吃上述含反式脂肪酸较多的食物，尽可能将反式脂肪酸的摄入量控制在总热量的1%以下。

多吃植物油少吃动物油

★ 尽量选择植物油，如橄榄油、菜籽油、花生油、葵花子油、豆油、麻油、棉籽油、玉米油、麦胚油等。

★ 尽量少吃或不吃棕榈油、椰子油、猪油、牛油、羊油、奶油、黄油。

> **小知识**

要吃新鲜的植物油

植物油

☆ 植物油中含有的多不饱和脂肪酸具有容易被氧化的性质，一旦被氧化，就会生成一种名叫过氧化脂质的物质。过氧化脂质具有促进动脉粥样硬化、加速老化、促进老年斑的生成等有害作用。

☆ 因此，虽然植物油有益于健康，但是，如果经常食用不新鲜的植物油，也会对健康有害。

☆ 所以，在购买植物油的时候，一定要看看生产日期，尽可能买最近生产出来的油，不要买快过期的油；植物油开封后，食用时间最好不要超过一个月；不要往老油里面添新油；炒菜时间尽量要短，因为加热时间太长也会促进植物油的氧化。

六、多吃大豆及其制品

> **小知识**

什么是大豆？

☆ 大豆特指黄豆、黑豆、青豆三种豆。所以大豆并不是因为个子大就叫大豆。

☆ 大豆中所含的蛋白质叫做大豆蛋白，大豆蛋白是最好的植物性优质蛋白质，也是唯一的一种来源于植物性食物的优质蛋白质。

☆ 日常所吃食物中，富含大豆蛋白的食品以黄豆和黄豆制品最为常见的，黄豆制品有豆腐、豆浆、黄豆芽、豆腐干、豆腐皮、素鸡、腐竹、黄豆面等多种形式。

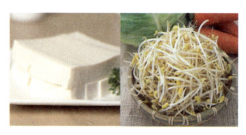

大豆中含有植物性优质蛋白质，脂肪含量虽然较高，为15%~20%，但是大豆中所含的脂肪酸以不饱和脂肪酸为主，含量高达85%，而且其中含有丰富的必需脂肪酸——亚油酸和亚麻酸。

大豆及其制品含有丰富的不饱和脂肪酸、卵磷脂及维生素E。不饱和脂肪酸参与胆固醇代谢，卵磷脂参与脂肪的吸收和转运，可以促进胆固醇的溶解和排泄，二者都具有降血脂、防止动脉粥样硬化的作用。维生素E具有抗氧化作用，可以让血液畅通，防止低密度脂蛋白被氧化，因而可以预防动脉粥样硬化、冠心病、脑卒中等心血管疾病。因而血脂异常人群应该多吃大豆及大豆制品。而且大豆制品的种类非常多，所以完全可以换着花样来吃。

多吃大豆及其制品

★ 每天从黄豆、豆腐、豆浆、黄豆芽、豆腐干、豆腐皮、素鸡、腐竹、黄豆面等多种形式中选择一样来食用，例如每天可以吃黄豆30克，或豆腐150克，或豆腐干45克。

★ 尽量少吃或不吃油豆腐、豆腐泡和素什锦。

七、选择低脂奶或脱脂奶

奶中含有优质蛋白质和丰富的钙，还含有维生素A、维生素D、维生素B_2等维生素，是补钙最好的食品，因此每天都应该喝奶。

建议血脂异常人群每天饮用250克牛奶或酸奶，但全脂奶粉、奶油、乳酪等奶制品则属于限制食品，应尽量少吃或不吃。

八、多吃新鲜蔬菜水果

新鲜蔬菜和水果中含有丰富的胡萝卜素、维生素C、维生素B_2、叶酸等维生素，钙、钾、钠、镁等矿物质，膳食纤维和植物固醇等营养成分。

胡萝卜素和维生素C具有抗氧化作用，可以防止低密度脂蛋白被氧化，而氧化的低密度脂蛋白最容易沉积在动脉血管壁内，引起动脉粥样硬化。因此，这一抗氧化作用可以预防动脉粥样硬化，进而预防冠心病、脑卒中等心血管疾病。

此外，维生素C还能够减少胆固醇。胆汁中的胆汁酸是脂肪消化吸收时必不可少的物质，它是以胆固醇为原料合成的。维生素C能够促进胆汁酸的合成，而且维生素C还能促进胆固醇转变成能溶于水的硫酸盐排出体外。因此，体内的维生素C充足时，能够促进胆固醇的有效利用或促进胆固醇的排泄，从而降低血液胆固醇水平，防止胆固醇在动脉血管壁内的沉积，预防动脉粥样硬化。

植物固醇能够减少食物中胆固醇的吸收，并促进胆固醇的排泄，从而降低血液胆固醇水平。

膳食纤维能够降低血液中的胆固醇水平，有降低血脂的作用。蔬菜水果所含的纤维素、半纤维素、木质素和果胶是膳食纤维的主要来源。血脂异常人群每人每天摄入的膳食纤维量以25～35克为宜。

增加膳食纤维量

★ 含膳食纤维较多的蔬菜水果有：鲜豆角、嫩玉米、草莓、柿子、菠萝、梨、苹果、桃子、杏子、香蕉、枣。
★ 蔬菜生吃可以增加膳食纤维量。
★ 水果连皮一起吃，可以增加膳食纤维量。

同时蔬菜水果还是低热量食物，对总热量摄入的影响很小，基本上不会增加总热量摄入。因此血脂异常人群应该多吃新鲜蔬菜和水果。

食用富含蔬菜和水果的饮食，也是降低膳食的热量以控制总热量摄入的一种策略。蔬菜、水果最好吃新鲜的。果蔬汁虽然也是健康食品，但与新鲜蔬菜、水果相比，在膳食纤维的含量和带给人的饱腹感上不能等同于新鲜蔬菜和水果，因此不应该提倡。而水果罐头虽然食用方便，但在加工过程中失去了部分维生素和矿物质，同时添加了糖分，因此也应尽量少吃。

多吃新鲜蔬菜水果

★ 每天吃新鲜蔬菜400～500克。
★ 每天吃新鲜水果50克。应尽量少吃或不吃加工的果汁、水果罐头，加糖的果味饮料。

> **小知识**
>
> **水果也不是多多益善**
>
> ☆ 水果能提供丰富的维生素、矿物质、膳食纤维和植物固醇等营养成分。
>
> ☆ 但是水果中糖类的含量要高于蔬菜。水果中含有葡萄糖、果糖、蔗糖等糖类，葡萄糖、果糖、蔗糖在体内会非常快地被吸收，摄入过多会引起血糖升高，进而刺激胰岛素分泌增加，促进肝脏合成甘油三酯。因此，对血脂异常人群来说，水果也不是吃得越多越好。

九、限制饮酒和戒烟

研究表明，长期吸烟或饮酒过量都会干扰血脂代谢，使血液胆固醇和甘油三酯水平上升，所以血脂异常人群最好戒烟限酒。

虽然一些研究表明，饮酒可以降低心血管疾病的发病率，但这是指适度饮酒的情况。饮酒量增加，就会造成热量摄入增加，血脂水平升高。研究发现，长期过量饮酒的人血液总胆固醇、甘油三酯、低密度脂蛋白胆固醇均会明显升高。

因此，与其他对健康有益的饮食成分不同，不能单独推荐以饮酒来降低心血管疾病的风险。因为饮酒可以成瘾，而且饮酒过多会对健康和社会产生严重危害。除了可以引起血脂异常外，还会导致高血压、肝脏损害（如脂肪肝、酒精性肝炎、肝硬化）、车祸和工作事故，而且会增加乳腺癌的患病风险。因此如果要饮酒的话，一定要适度。

你知道吗？

★ 如果在已经患有血脂异常的情况下，继续大量饮酒，那么脂肪很容易就会堆积在肝脏，引起脂肪肝，甚至造成酒精性肝炎。需要注意的是，肝脏疾病一般没有什么自觉症状，因此一定要小心。

★ 饮酒尤其对血液甘油三酯水平影响较大。患有高甘油三酯血症又喜欢喝酒的人，一般情况下只要少喝酒或者是戒酒，血液甘油三酯水平就会下降。

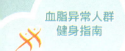

酒的度数越高，所含的能量就越高。例如，2两二锅头（58°）就能提供352千卡的热量。白酒基本上是纯热量食物，不含其他营养素。因此如果要饮酒的话，尽可能饮低度酒，并控制在适当的限量以下。健康成年男性每天饮酒的酒精量不宜超过25克，健康成年女性每天饮酒的酒精量不宜超过15克。青少年和孕妇不能饮酒。血脂异常人群每天饮酒的酒精量应低于这一水平。相比较而言，葡萄酒比较适合饮用，每日饮用量不宜超过100毫升（约2两），如果是喝啤酒，每日饮用量不宜超过250毫升（5两或半瓶）。如果血脂水平很高的话，最好戒酒。

与饮酒不同，吸烟可以说是对健康有百害而无一利。研究表明，吸烟可以导致血液总胆固醇、甘油三酯、低密度脂蛋白胆固醇水平升高、高密度脂蛋白胆固醇水平降低，而且随着所吸香烟的数量增加而愈加明显。因此，长期吸烟可以引起血脂异常。而且，长期吸烟也会增加心血管疾病和肺癌等癌症的风险。需要强调的是，被动吸烟与主动吸烟有同样的危害。因此，为了您和他人的健康，应当坚决戒烟。

十、严格控制零食

零食的共同特征是热量高，脂肪或糖类含量高。零食中的脂肪多为饱和脂肪酸，糖类摄入过多又会导致内源性的胆固醇和甘油三酯合成增多，从而导致血脂水平升高。因此长期大量吃零食会加重血脂异常。因此，血脂异常人群要严格控制零食的摄入。在零食中，特别要少吃糖果、果脯、蜜饯类食品、奶油类食物。

十一、改变烹调方式

血脂异常人群改变烹调方式包括做菜少放油，少吃煎炸食品，烹调时尽量去除脂肪，烹调方式尽量以蒸、煮、炖、凉拌为主，喝清淡的汤等。

（一）做菜少放油

血脂异常人群炒菜时要少放油，即使在使用植物油烹调食物时也是如此。此外，炒菜时还可以使用不粘锅，以减少用油量。

（二）多用蒸、煮、炖和凉拌方法烹调菜肴

蒸、煮、炖和凉拌菜用油量较少，食用者不会因此而摄入过多的脂肪。

血脂异常人群在做肉类食品时宜采用蒸、煮的烹调方式。例如，同样一只鸡，如果做成辣子鸡，需要用油把鸡肉炸透，结果使脂肪含量大大增高，而且高温油炸的过程还会增加反式脂肪酸的生成。如果做成爆炒鸡块，脂肪含量也很高；而做成白斩鸡或清炖鸡，制作过程中不会额外增加脂肪，而仅在蘸佐料时用到很少的调味油。猪肉、牛肉等肉类也可白煮后切碎，加蒜香汁、麻辣汁等调味料拌食或蘸食。"蒸"，这种烹调方式既可以去掉脂肪，同时又能保留肉的香味。

凉拌的加工方式一般适用于蔬菜类食物，它能较好地保持食物的营养素和有效成分。如果凉拌蔬菜时不用色拉油，而仅添加几滴香油来改善口味，将进一步减少脂肪的摄入量。

需要注意的是豆角不适合采用凉拌的加工方式，因为很容易引起腹胀、腹泻。

（三）烹调时尽量去除脂肪

血脂异常人群在做肉类食品时剔除肉类中的肥肉和皮等部位的可见脂肪，可以降低食物的脂肪含量。将肥肉多的肉焯一下，让脂肪溶解在水中，这样也可以降低食物的脂肪含量。

许多使菜肴好吃的烹调方法，会无意中增加脂肪摄入量，也应该尽量避免。例如，做肉丸时加入肥肉可提高口感，但实际上，用较瘦的肉馅加蛋清和淀粉代替肥肉，也能使肉丸口感细嫩。

经过烹调后，菜肴会吸收一部分烹调用油，表面也会包裹一些。如果稍微在锅边控一控再将其盛出，就可以除去沾在菜肴表面的余油。制作肉汤的时候，也要把表面的浮油撇除之后再上桌。当然，在成品菜上淋明油的做法就更不可取了。

（四）少吃煎炸食品

油饼、油条、油面筋等淀粉类煎炸食品的脂肪含量都在15%以上；炸鸡腿、炸羊肉串等肉类煎炸食品的脂肪含量都超过10%。因此，日常生活中应少吃各类煎炸食品，在家中烹调时最好也不制作炸鱼、炸虾、炸丸子之类的食品，做鱼时可以不用油煎，改以清蒸的方式，同样鲜美可口。此外还要少吃含脂肪较多的油浸鱼罐头食品。

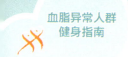

（五）汤要清淡

如果所吃的菜肴富含脂肪，最好养成喝清淡汤的习惯。用鸡精粉加水、盐和几滴香油代替用鸡熬成的汤，味道同样鲜美适口。

> **小知识**
>
> **血脂异常人群也要限盐**
>
> ☆ 盐（氯化钠）的摄取过多是导致血压升高的重要原因。一般来说，血压会随着盐摄入量的增加而增加。减少盐的摄入可以预防高血压的发生，而对于已确诊高血压的患者限盐有助于提高降血压药物的降压效果，并有利于血压的控制。
>
> ☆ 血脂异常与高血压之间有着极大的关联，如果血脂异常与高血压同时发生时，动脉粥样硬化就变得更容易恶化。
>
> ☆ 因此，为预防高血压的发生，血脂异常人群不宜摄入过多的盐，每日盐的摄入量应小于6克。

十二、少去餐馆就餐

无论是餐馆还是超市出售的快餐，通常都是高热量、高脂肪、高糖、高盐的，而且营养不均衡。经常食用对健康肯定不好。

餐馆中的菜肴含油量一般比家常菜高很多，成菜之后往往还要加明油。在餐馆里喝酒时吃的油炸食品或肉类等菜肴都是高脂肪、高胆固醇食品，而且还很容易导致膳食纤维摄入不足，此外出去喝酒还很可能会吃得或喝得过多。因此，血脂异常人群应该减少外出就餐，尽可能在家里吃饭。自己在家使用新鲜原料，烹调低脂肪菜肴，才是最有益健康的选择。

小知识

外出就餐时应注意的问题

血脂异常人群如果无法避免外出就餐时，应注意以下几点。

☆ 多选蔬菜：在餐馆里吃饭很容易造成蔬菜摄入不足，因此应有意识地选择蔬菜来吃。

☆ 不吃盖浇饭：咖喱牛肉盖饭、猪排盖饭等盖浇饭大多是高热量、高脂肪的食物，如果有可能，应尽量选择不吃这类盖浇饭。

☆ 不选肉而选鱼：肉菜通常都是脂肪和胆固醇的含量比较高的，因此，餐馆里吃饭时不选肉菜，而改选鱼，就能避免这一问题。

☆ 不吃洋快餐：炸鸡、汉堡、薯条等肯德基和麦当劳的食品基本上都是高热量、高胆固醇的，所以也应敬而远之，最好不要吃。

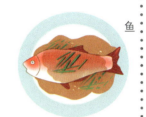

鱼

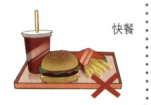

快餐

第三节　具有降血脂作用的食物

能够调节血脂的食物具有以下特点：①食物的产热量较小；②食物中含有的脂类物质（胆固醇、脂肪）较少；③食物中含有较多的膳食纤维。血脂异常人群可以根据个人情况适当选用。

★ 能调节血脂的主食有：玉米、燕麦、荞麦等。

★ 能调节血脂的蔬菜有：黄瓜、茄子、韭菜、芹菜、胡萝卜、冬瓜、芦笋、洋葱、生姜、大蒜、香菇、黑木耳、甘薯、山药、土豆等。

★ 能调节血脂的水果有：苹果、山楂、橘子、葡萄等。

★ 能调节血脂的水产品：鱼类，其中青鱼、金枪鱼、大马哈鱼、沙丁鱼和一些海产鱼富含EPA、DHA；甲鱼、牡蛎、海参、海藻等。

★ 其他调节血脂的食品：如大豆及豆制品（如豆腐、豆浆、黄豆面）、绿豆等。

第四节　哪些食物富含胆固醇

自然界中的胆固醇主要存在于动物性食物之中，植物性食物中没有胆固醇。

虽然动物性食物含有胆固醇，但是不同的动物以及动物的不同部位的胆固醇含量并不相同。一般来说，畜肉的胆固醇含量高于禽肉，肥肉的胆固醇含量高于瘦肉，贝壳类和软体类高于一般鱼类，而动物脑的胆固醇含量最高，一般每100克脑的胆固醇含量在2000毫克以上，其次为蛋黄、鱼籽和动物内脏。常见食物的胆固醇含量见表6-3。

根据食物中胆固醇含量的多少，富含胆固醇的食物可分为以下三类。

一、低胆固醇食物

每100克动物类食物中胆固醇含量低于100毫克的食物有：瘦猪肉、瘦牛肉、瘦羊肉、牛蹄筋、猪蹄筋、鸭肉、鹅肉、兔肉、鸡肉松、蛇肉、鲜牛奶、酸奶、奶粉（最好为脱脂奶粉）、鲳鱼、鲤鱼、带鱼、大黄鱼、草鱼、鲢鱼、大马哈鱼、海蜇、海参等。

一般来讲，植物类食物均为低胆固醇食物，坚果类（如杏仁、核桃、花生、榛子等）、谷类（如燕麦、豆类及豆制品）、水果类（如苹果、香蕉、果酱）、蔬菜类、植物油及人造奶油、面筋等食物都不含胆固醇。尤其是水果，它含有的果胶还可以降低胆固醇。

二、中等量胆固醇食物

每100克动物类食物含胆固醇量为100~200毫克的有：肥猪肉、肥牛肉、肥羊肉、猪排、猪心、猪肚、猪肠、牛心、牛肚、羊心、羊肚、牛油、鸡肫、鸭肫、鸡爪、火腿、甲鱼、鲜贝、海蟹、黄鳝、鲫鱼、鳗鱼、凤尾鱼、蛤蜊、田螺、蚌肉。

三、高胆固醇食物

1. 每100克动物类食物含胆固醇量为200~300毫克的食物有：猪肝、猪肺、牛肝、牛肾、羊肾、扒鸡、黄油、河蟹、河虾、鲍鱼、鱿鱼、蝎子、墨斗鱼（乌贼）。

2. 每100克动物类食物含胆固醇量为300～400毫克的食物有：猪肾、牛肺、羊肺、鸭肝、羊肝等。

3. 每100克动物类食物含胆固醇量为400～500毫克的食物有：虾皮、淡菜、肉鸡的鸡肝等。

4. 每100克动物类食物含胆固醇量为500～600毫克的食物有：鸡蛋、鸭蛋、鹌鹑蛋、虾米（海米）等。

5. 每100克动物类食物含胆固醇量为600～1500毫克的食物有：鹅蛋、咸鸭蛋、松花蛋（皮蛋）、鱼籽、虾籽等。

6. 每100克动物类食物含胆固醇量超过1500毫克的食物有：鸡蛋黄、鸭蛋黄、鹅蛋黄、鹌鹑蛋黄、猪脑、牛脑、羊脑等。

血脂异常人群应尽量少吃或不吃高胆固醇食物，可以吃一些低胆固醇食物，但是不能完全不吃含胆固醇的食物。

实际上胆固醇是人体不可缺少的营养素之一。胆固醇是人体细胞膜等生物膜的重要组成成分，是体内具有调节功能的肾上腺皮质激素、雄激素、雌激素等多种激素的合成原料，也是合成胆汁、参与钙和磷代谢的维生素D_3的原料。因此，胆固醇在体内具有重要功能，不能一点都不吃。但是，如果胆固醇摄入过多的话，就会对人体造成不良影响。长期、过量摄入胆固醇，将引起血脂异常，导致或加重动脉粥样硬化、冠心病等心血管疾病。因此，要限量摄入胆固醇。

小知识

 每天摄入多少胆固醇合适？

☆ 一般来说，健康成年人每天胆固醇的摄入量应低于300毫克。
☆ 运动员人群每天胆固醇的摄入量应低于500毫克。
☆ 血脂异常人群每天胆固醇的摄入量应低于200毫克。
☆ 300毫克胆固醇相当于1个鸡蛋或不足100克（2两）猪肝所含的胆固醇量。100克（2两）鸡肝或鸭肝所含的胆固醇量则超过了300毫克。

血脂异常人群为了降低血脂水平，应该减少摄入一些富含胆固醇的食物，如动物脑、心、肝等动物内脏，各种鱼籽、蟹黄，蛋类以每星期不超过4个为宜。肉类方面，应该尽量不吃肥肉、猪皮、猪蹄。海鲜方面，则应尽量少吃虾、蟹、蚌肉等。此外，还应尽量少吃牛油、羊油、猪油等动物油和椰子油、棕榈油等植物油，尽量不吃奶油蛋糕等糕点和甜点。

表6-3 常见富含胆固醇食物的胆固醇含量（每100克）

食物名称	胆固醇含量（毫克）	食物名称	胆固醇含量（毫克）	食物名称	胆固醇含量（毫克）
猪脑	2571	羊脑	2004	松花蛋(皮蛋)	608
猪肉（肥）	109	羊心	104	鹌鹑蛋	515
猪心	151	羊肝	349	鸡肝	356
猪肝	288	羊肺	319	鸡胗	174
猪肺	290	羊肾	289	鸡血	170
猪肾	354	羊肚	124	鸭肝	341
猪肚	165	鲳鱼籽	1070	鸭胗	153
猪肠	137	鸡蛋	585	虾米（海米）	525
牛脑	2447	鸡蛋黄	1510	虾皮	428
牛心	115	鸭蛋	565	河蟹	267
牛肝	297	鸭蛋黄	1576	海蟹	125
牛肺	306	咸鸭蛋	647	蚬子	257
牛肾	295	鹅蛋	704	凤尾鱼	117
牛肚	104	鹅蛋黄	1696	虾籽	896

图书在版编目(CIP)数据

血脂异常人群健身指南/国家体育总局编. –北京：人民体育出版社，2011（2017.9.重印）

（科学健身指导丛书）

ISBN 978-7-5009-4114-9

Ⅰ.①血… Ⅱ.①国… Ⅲ.①代谢病-病人-健身运动-指南 Ⅳ.①R589-62②G883

中国版本图书馆 CIP 数据核字（2011）第 158564 号

*

人民体育出版社出版发行
中国铁道出版社印刷厂印刷
新 华 书 店 经 销

*

787×960 16 开本 11.5 印张 160 千字
2011 年 9 月第 1 版 2017 年 9 月第 4 次印刷
印数：13,001—15,000 册

*

ISBN 978-7-5009-4114-9
定价：49.00 元

社址：北京市东城区体育馆路 8 号（天坛公园东门）
电话：67151482（发行部） 邮编：100061
传真：67151483 邮购：67118491
网址：www.sportspublish.cn

（购买本社图书，如遇有缺损页可与邮购部联系）